Baby-Massage

Geborgen und Fit

BERLIN, 2019

Copyright © 2019 WellnessInPerfektion WIP GmbH

Registergericht: Amtsgericht Berlin - Registernummer: HRB 139323 B
Geschäftsführer: Ulrich Pötter - USt.-ID: DE281026800
WellnessInPerfektion WIP GmbH - Bayreuther Str. 8 - 10787 Berlin
Telefon: +49 30 36288150 Fax: +49 30 36288152
info@wellnessinperfektion.de - https://www.wellnessinperfektion.de
Fotos/Grafiken: © Lizenzgeber Adobe Stock (siehe Abbildungsverzeichnis)
Satz & Layout: Jeannette Zeuner, BookDesigns.de
Coverdesign: Kai-Uwe Scheel, FGW-Design
Coverfoto: Dmitry Naumov (siehe Abbildungsverzeichnis)

ISBN 978-3-948149-99-4

Bibliografische Information der Deutschen Nationalbibliothek:
Die Deutsche Nationalbibliothek verzeichnet diese Publikation in der Deutschen Nationalbibliografie; detaillierte bibliografische Daten sind im Internet über http://dnb.d-nb.de abrufbar.

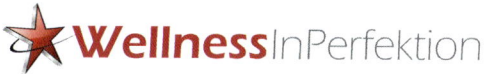

Baby-Massage

Geborgen und Fit

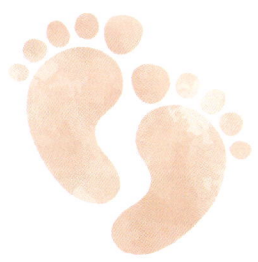

Professionelle Schritt-für-Schritt Anleitung
der Babymassage für mehr Gesundheit,
Wohlbefinden und besseren Schlaf

HINWEISE

Die Anwendung der dargestellten Inhalte, Empfehlungen, Techniken und Dosierungen erfolgt immer auf eigene Gefahr des Benutzers. Jeder Benutzer ist angehalten, durch sorgfältige Prüfung und gegebenenfalls nach Konsultation eines Spezialisten festzustellen, ob die Ausführung für ihn und/oder den Anwendungsempfänger ungefährlich ist. Je nach Grundqualifikation des Benutzers und gesetzlichen Regelungen des Landes können die vermittelten Techniken präventiv, wellnessorientiert und/oder therapeutisch abgegeben werden. Weiterhin gelten die aktuellen, allgemeinen Geschäftsbedingungen (AGB) des Anbieters, im Internet online einzusehen auf www.wellnessinperfektion.de

Falls wir in unseren Anleitungen auf Seiten im Internet verweisen/verlinken, haben wir diese nach sorgfältigen Erwägungen ausgewählt. Auf Inhalt und Gestaltung haben wir jedoch keinen Einfluss. Wir distanzieren uns daher ausdrücklich von diesen Seiten, soweit darin rechtswidrige, insbesondere jugendgefährdende oder verfassungsfeindliche Inhalte zutage treten sollten.

Aus Gründen der Verständlichkeit und einfacheren Lesbarkeit haben wir uns dafür entschieden, nur die männliche Form (z. B. Masseur) zu verwenden. Dies ist keinesfalls als Diskriminierung gemeint, sondern soll lediglich die Nachvollziehbarkeit und den klaren Sachverhalt innerhalb der Anleitung unterstützen. Auch werden zur besseren Lesbarkeit und Abwechslung einige Begriffe als Synonyme verwendet (z. B. Masseur, Massagefachkraft, Fachpraktiker, Massagetherapeut), die jedoch die gleiche Person darstellen sollen, eine Ableitung von höheren/niedrigen Qualifikationen (Berechtigungen) wird daraus nicht abgeleitet.

Inhalt

Enleitung   **3**

1 Rechtliches und Leitgedanken der Babymassage   **5**

1.1   Berührungen sind Nahrung für Körper, Geist und Seele   5

1.2   Rechte und Gesetzesgrundlagen einhalten   6

1.3   Vorsicht bei der Wortwahl   9

1.4   Abstand und Empathie   10

1.5   Das passende Alter berücksichtigen   10

1.6   Elementare Bausteine im Überblick   11

2 Babymassage   **13**

2.1   Herkunft und Geschichte der Massage   13

2.1.1   Französischer Gynäkologe entdeckt Massagetechnik   15

2.1.2   Internationale Verbreitung   16

2.2   Grundgedanken und Wirkungen der Massage   17

2.2.1   Wirkung in Bezug auf den Bewegungsapparat   18

2.2.2   Wirkung in Bezug auf den Organismus   18

2.2.3   Wirkung in Bezug auf die Sozialkompetenz   19

2.2.4   Nachhaltiges Wohlbefinden für Körper, Geist und Seele   19

2.3   Indikation und Kontraindikationen   20

2.3.1   Mehr als ein Moment der Erholsamkeit   20

2.3.2   Kontraindikationen beachten   22

2.4   Bedeutung für die soziale Bindung   23

2.4.1   Das Vertrauensverhältnis zu allen Familienmitgliedern   23

2.4.2   Gewollte Berührungen   24

2.4.3   Die Zweisamkeit   25
2.4.4   Liebe zeigen   25
2.4.5   Die nonverbale Kommunikation   26
2.4.6   Ein Gefühl von Sicherheit   27
2.4.7   Eine verbesserte Wahrnehmung   27
2.4.8   Verknüpfung mit positiven Erfahrungen   28
2.5   Zusammenfassung   28
2.6   Aufgaben zur Selbstprüfung   30

3 Die Vorbereitung   **33**

3.1   Die richtigen Produkte   33
3.1.1   Die Qualität als zentrales Element   34
3.1.2   Kennzeichnen hochwertiger Massageöle   35
3.1.3   Die richtigen Massageöle für Babyhaut   35
3.1.3.1 Mandelöl   35
3.1.3.2 Olivenöl   36
3.1.3.3 Jojobaöl   36
3.1.3.4 Calendulaöl   36
3.1.3.5 Sesamöl   37
3.1.3.6 Senföl   37
3.1.4   Ungeeignete Massageöle erkennen   38
3.2   Das Ambiente   39
3.2.1   Der Ort zum Wohlfühlen   39
3.2.2   Die wohlige Raumtemperatur   40
3.2.3   Die positive Grundhaltung   40
3.3   Der passende Zeitpunkt   41
3.3.1   Den richtigen Moment abpassen   41

3.3.2	Mahlzeiten und Schlafenszeiten beachten	42
3.3.3	Den Spieltrieb nicht unterbrechen	43
3.3.4	Einen festen Rhythmus finden	44
3.3.5	Vorsicht bei Unwohlsein und Krankheit	44
3.4	Die Lagerung des Babys	45
3.4.1	Gemütlichkeit und Sicherheit – zwei tragende Elemente	45
3.4.2	Gesunde Rückenhaltung des Masseurs	46
3.4.3	Die Haltung des Kindes	47
3.5	Zusammenfassung	49
3.6	Aufgaben zur Selbstprüfung	51
4	**Ablaufdarstellung und Grifftechniken der Massage**	**55**
4.1	Das Vorgespräch	55
4.1.1	Wesentliche Aspekte zuvor zusammentragen	56
4.1.2	Beiderseitige Transparenz als Fundament	56
4.1.3	Seriosität als Richtungsweiser	57
4.1.4	Konstruktive Kritik annehmen	58
4.1.5	Anleitung befolgen	59
4.2	Grundlegende Kriterien für die Massage	59
4.2.1	Ergänzende Rahmenbedingungen	60
4.2.2	Die Babymassage ausführen	61
4.3	Die Vormassage	62
4.3.1	Nah und Fern	62
4.3.2	Berg- und Talbahn	63
4.3.3	Hoch und runter	64
4.3.4	Fliegen	64

4.3.5	Mamas/Papas Körper	64
4.4	Massage für Kopf und Gesicht	65
4.4.1	Der Kopf	65
4.4.2	Die Stirn	65
4.4.3	Augenbrauen, Nase, Mund	65
4.4.4	Abschluss	66
4.5	Massage für die Brust	67
4.5.1	Diagonale Streichungen Teil 1	67
4.5.2	Diagonale Streichungen Teil 2	68
4.6	Massage für Arme und Hände	69
4.6.1	Armmassage	69
4.6.2	Auswringen	70
4.6.3	Massage von Handgelenk und Handfläche	70
4.6.4	Massage der Finger	70
4.7	Massage für Bauch	71
4.7.1	Ausstreichungen	72
4.7.2	Massage des Kreuzbeines	72
4.7.3	Ausstreichen im Uhrzeigersinn	72
4.8	Massage für Beine und Füße	73
4.8.1	Das Wringen	73
4.8.2	Fuß- und Zehenmassage	74
4.8.3	Massage des Sprunggelenks	74
4.8.4	Energieabgabe	74
4.9	Massage des Rückens	75
4.9.1	Parallel-Streichungen	76
4.9.2	Wirbelsäule ausstreichen	76
4.9.3	Energiepunkt Steißbein	77
4.9.4	Zwei-Finger-Massage	77

4.10 Die Asanas   77

4.10.1 Gestreckte Arme   78

4.10.2 Gestreckte Beine   78

4.10.3 Gebeugte Beine   79

4.10.4 Gedehnte Beine   79

4.10.5 Lotusstellung   80

4.10.6 Arm und Bein diagonal   81

4.10.7 Hängen   81

4.10.8 Schaukeln   82

4.11 Abschluss   82

4.12 Das Wichtigste im Überblick   83

4.13 Zusammenfassung   85

4.14 Aufgaben zur Selbstüberprüfung   87

Schlusswort   **91**

Anhang   **93**

6.1 Lösungen der Aufgaben zur Selbstprüfung   93

6.2 Quellen- und Literaturverzeichnis   97

6.3 Abbildungsverzeichnis   98

„…berührt, gestreichelt und massiert werden, das ist Nahrung für das Kind. Nahrung, die genauso wichtig ist wie Mineralien, Vitamine und Proteine. Nahrung, die Liebe ist. Wenn ein Kind sie entbehren muss, will es lieber sterben und nicht selten stirbt es wirklich…"

Frédérick Leboyer

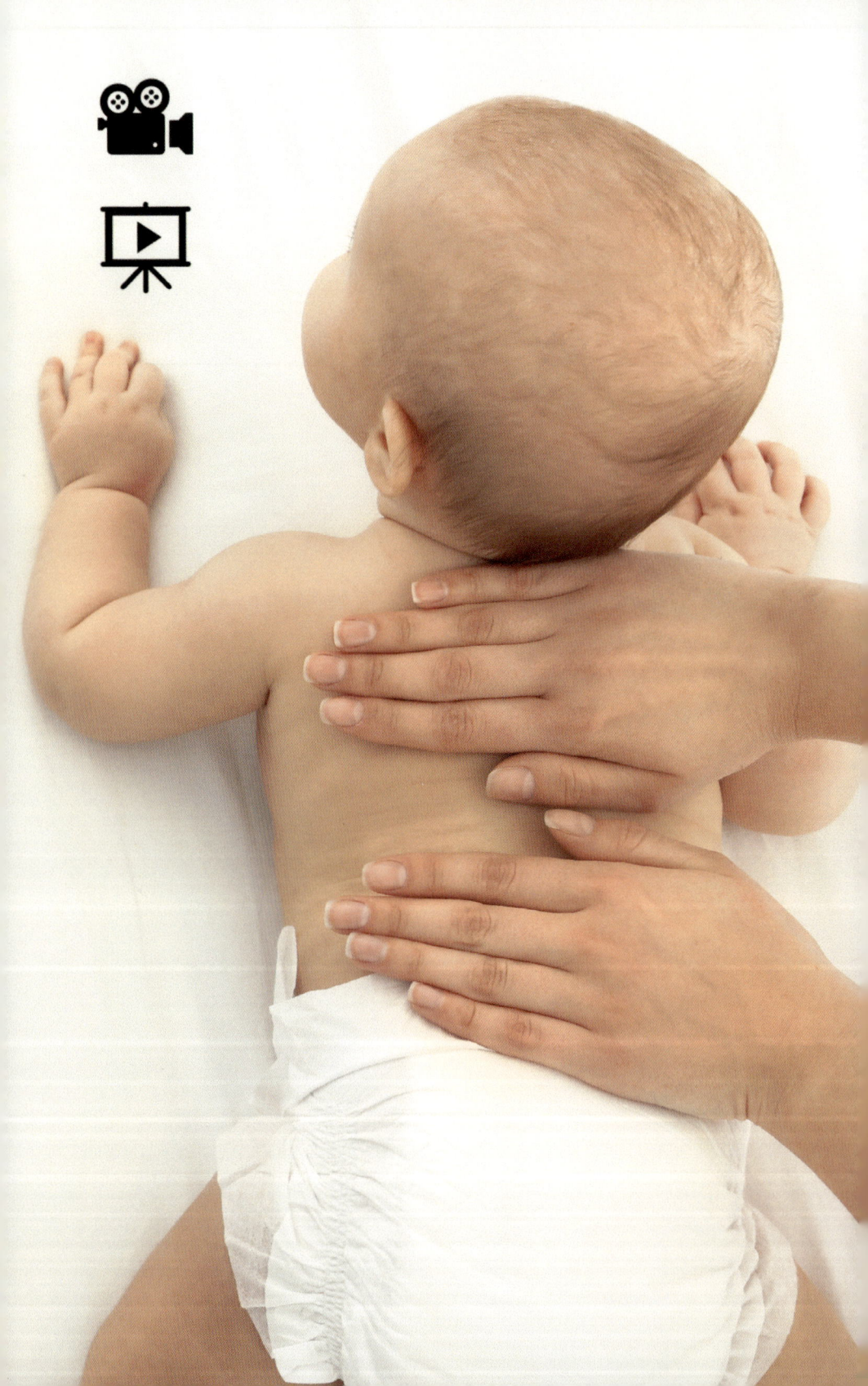

VIDEO

HINWEIS ZUM KOSTENLOSEN VIDEO

Als Käufer/in dieser Anleitung steht Ihnen das passende **Baby-Massage Video** zur Verfügung. Dies können Sie jederzeit bei uns per E-Mail anfordern. Senden Sie uns bitte dazu einfach **eine E-Mail an**:

E-Mail-Adresse: info@wellnessinperfektion.de
Betreff: Video Baby-Massage (aus Buchkauf)

Geben Sie dazu bitte noch Ihre Daten mit an, so dass wir den Kauf bei uns im System überprüfen und Ihnen das komplette Video freischalten können:

Ihr Vorname:
Ihr Nachname:
Ihre E-Mail-Adresse:
Buch wurde gekauft bei:

Daraufhin senden wir Ihnen eine E-Mail zu, mit der Sie sich das Video entweder **a) downloaden** und dann auf allen Ihren Geräten (PC, Tablet, Smartphone) ansehen und/oder aber **b) als „Streaming-Version"** direkt auf unserem Server anschauen können.

Wir wünschen Ihnen viel Spaß beim Üben!

Herzliche Grüße,

Ihr Ulrich Pötter
Direktor WellnessInPerfektion WIP GmbH

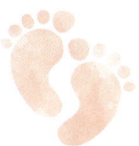

Liebe Leserin, lieber Leser!

Diese professionelle Schritt-für-Schritt Anleitung der Baby-Massage liefert Ihnen zusammen mit dem inkludierten Video (Download/Streaming) alle wesentlichen Informationen rund um diese wunderbare Massagetechnik. Ferner erhalten Sie weitere Details und Anregungen, die Ihnen helfen sollen, die Massage später einmal gewinnbringend anzuwenden.

Selbstverständlich steht die anschauliche Wissensvermittlung im Mittelpunkt. Dafür erwarten Sie viele interessante theoretische Elemente kombiniert mit praktischen Anleitungen, die Ihre Fachkompetenz im Bereich der sanften Baby-Massage festigen und ausbauen sollen.

Die Übungen zur Selbstüberprüfung („Wiederholungsfragen") unterstützen Sie zudem darin, Ihre erworbenen Kenntnisse erneut zu reflektieren, eventuelle Unklarheiten zu beseitigen und die Thematik ausführlich kennenzulernen. Bleiben Sie aber bitte stets stressfrei und genießen Sie die Inhalte und auch das Üben der Techniken, nur darum geht es – Sie sollen sich dabei immer wohl fühlen.

Bei Fragen zu den Inhalten oder auch zu technischen Themen (Video, Download, Streaming etc.) wenden Sie sich bitte jederzeit an uns, wir möchten Sie bestmöglich unterstützen und Ihnen einen einzigartigen Service bieten!

Wir wünschen Ihnen nun viel Spaß und Erfolg bei unserer professionellen Schritt-für-Schritt Anleitung der Baby-Massage und dem Ausprobieren der Griffe und Techniken.

Herzliche Grüße
Ihr Ulrich Pötter & Team
Direktor WellnessInPerfektion WIP GmbH

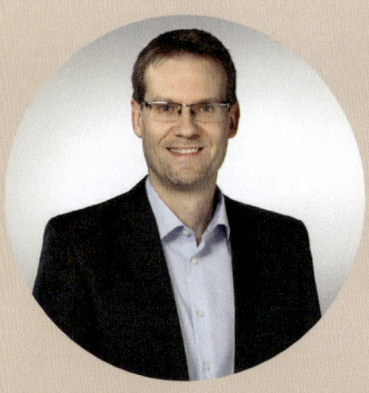

Ulrich Pötter ist staatlich anerkannter Masseur und medizinischer Bademeister, Sportphysiotherapeut, medizinischer Trainingsexperte und seit über 20 Jahren aktiv im Massage-, Wellness- und Fitnessbereich als Unternehmer tätig. Er ist Direktor und Geschäftsführer von fünf deutschen Wellness-Bildungsakademien und betreut mit seinem Team jährlich über 800 Studenten. Als Autor/Produzent hat er Lehrgänge mit mehreren tausend Seiten und hunderten Videos entwickelt und gilt somit als gefragter Experte auf diesen Gebieten.

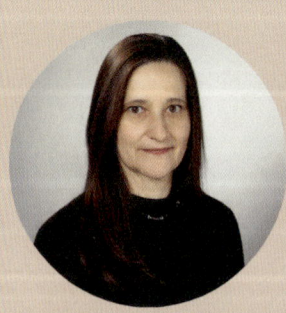

Undine Scheel
Fachliche Leitung
Kundenbetreeung

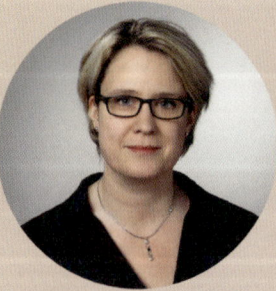

Simone Flügel
Fernlehrerin
Kundenbetreeung

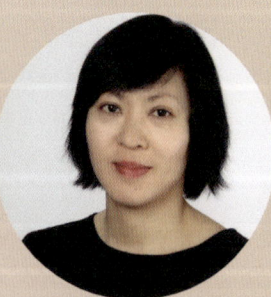

Kai Li Chung-Tham
Fernlehrerin
Kundenbetreeung

Rechtliches und Leitgedanken der Babymassage

Bevor wir Sie in der Anleitung zur präventiven Babymassage mit allen Wissensbausteinen vertraut machen möchten, die es bei jener Anwendung zu erlernen gibt, wollen wir Ihnen einige unwiderrufliche Regeln der Praktik vor Augen führen, die das Fundament aller Handlungen in diesem Bereich der Wellnessmassagen bilden. So können Sie zu einem Gelehrten avancieren, der sich fachlich und menschlich mit dem Konzept einer Babymassage identifizieren kann.

1.1 Berührungen sind Nahrung für Körper, Geist und Seele

In unserer Anleitung zur Babymassage geht es nicht primär darum, Theorie und Praxis zu vermitteln, denn hinter Massagetechniken für die jüngsten Erdenbürger steckt ein tieferer Sinn, der bei jeder Anwendung allgegenwärtig sein muss. Die Bedeutsamkeit der Berührungen als Symbol von Liebe und Geborgenheit, dies sind die tragenden Säulen der Massage.

Nicht nur für Babys, sondern für jeden Menschen ist der moralisch und ethisch vertretbare Austausch von Streicheleinheiten, Nähe und Zärtlichkeit ein elementarer Bestandteil des Daseins. Berührungen können so vieles vermitteln, was mitunter nicht einmal durch die verbale Kommunikation gelingt. Sie sind Nahrung, aber auch Balsam für die Seele, sie geben Vertrauen und spenden Kraft, sie lassen uns wissen, dass wir geliebt werden und unterstützen uns darin, selbstsicher, stark sowie empathisch durch das Leben zu schreiten. Die präventive Babymassage nutzt genau jenen Ansatz und ist das Grundgerüst einer ganzheitlich stabilen Entwicklung.

1.2 Rechte und Gesetzesgrundlagen einhalten

Wer eine Babymassage als Kurs anbietet, muss stets gesetzeskonform handeln, denn diese Methode hat mit den Kindern Schutzbefohlene als Zielgruppe. Allgemein ist die Anleitung darum für zwei Arten der späteren Anwendung geeignet und spricht zwei Personengruppen an:

1. Personen, die ihr eigenes Kind mit den Bewegungen verwöhnen möchten.
2. Personen, die sich aus beruflichen Gründen in diesem Massagebereich verwirklichen wollen. Sie können später Kurse abhalten, in denen Sie Eltern sowie Erziehungsberechtigte anleiten, eine wohltuende Babymassage zu absolvieren. In Verbindung damit dürfen Sie entweder direkt bei den Familien Zuhause mit der Anleitung des Kurses beginnen, um das vertraute Umfeld von Eltern und Kind als Basis der präventiven Babymassage zu nutzen sowie

individuell auf die Bedürfnisse der Personen Rücksicht zu nehmen, oder Sie halten die Kurse in einer kindgerechten, familienfreundlichen Umgebung ab, wobei die Mindestanzahl der teilnehmenden Familien nicht mehr als zwei Elternpaare sein sollte.

Ansonsten wäre es nicht möglich, die so entscheidende Individualität und den engen Bezug zu den Eltern zu gewährleisten, was sich wiederum auf die Qualität der Babymassage auswirken könnte, denn es würden die Ruhe und die Zeit für persönliche Gespräche, Fragen oder Erholungsmomente fehlen. Zentrale Elemente, die eine Babymassage charakterisieren. Ferner sollten Sie auch hier auf die Wünsche der Familien eingehen.

Möchte ein Elternpaar lieber allein mit Ihnen als Kursleiter die Massageberührungen erlernen, wäre es ratsam, dies zu berücksichtigen. So sind die Bezugspersonen entspannt und absolvieren die Grifftechniken an ihrem Baby ohne Stress oder eine Ablenkung durch andere Anwesende. Wird der Kurs dagegen mit zwei Elternpaaren abgehalten, empfiehlt es sich, Personen zusammen zu führen, deren Kinder im selben Alter sind und eine ähnliche Persönlichkeit haben, damit die gemeinsame Zeit entspannt sowie gewinnbringend in puncto Massage verläuft. Ist eines der Kinder älter und aktiver, wäre das Tempo der Anleitung nicht identisch, setzen Sie eine Familie mit einem recht lebhaften Säugling zu einem Elternpaar mit einem schüchternen Baby würde das ruhigere Neugeborene eventuell Schwierigkeiten haben, sich auf die Berührungen einzulassen, oder das agilere Kind fühlt sich womöglich gelangweilt, wenn es warten muss, bis sich das stillere Baby entspannt.

Die Gruppe der Personen, welche später beruflich agieren will, sollte auch zwingend berücksichtigen, dass sie im späteren Leben zu keiner Zeit direkt am Kind agieren dürfen. Es entbehrt jeglicher rechtlichen Grundlage und könnte schwere Konsequenzen nach sich ziehen. Das Baby ist noch nicht in der Lage, klar zu kommunizieren, ob es eine Massage erhalten möchte, wie es ihm dabei ergeht und ob sie negative Begleiterscheinungen bei dem Säugling hervorruft.

Sie als Lehrender dürfen daher niemals die Verantwortung dafür übernehmen, eine Massage anzuwenden, die von dem Baby als „dritte Person" nicht eindeutig selbstbestimmt befürwortet wurde. Hier wäre der Entschluss der Familien erforderlich, die ihrerseits versichern, dass das Kind gesund ist und die Massage bedenkenlos durchgeführt werden kann, was allerdings nie von Ihnen als Bestätigung dessen genutzt werden dürfte, die Grifftechniken selbst auszuführen.

Nur diejenigen, die diese Entscheidung treffen, also die Eltern oder die Erziehungsberechtigten, sind es dann auch, die eine Anwendung der Massagetechniken unter Ihrer Anleitung an dem Säugling vornehmen können. Würden Sie dagegen selbst massieren, hätten Sie keinerlei Möglichkeit sich zu rechtfertigen, wenn die Eltern im Anschluss behaupten, dass ihr Baby nach der Massage kränklich oder unruhig wirkt, denn Sie sind **KEIN** Therapeut, der heilen darf.

Babymassagen sind Präventivmaßnahmen, die deswegen anderen Richtlinien folgen als medizinisch-verordnete Behandlungen. Beachten Sie jenen Aspekt **UNBEDINGT** bei all Ihrem Wirken in dem Tätigkeitsfeld, damit Sie keine rechtlichen Schwierigkeiten bekommen oder schlimmer noch, Ihre moralischen Grundwerte verletzen.

Hinzu kommen weitere wichtige Kriterien, mit denen Sie sich absichern, bevor Sie Kurse zum Thema Babymassage nach traditionell-indischem Muster abhalten. So müssen Sie definitiv über eine Berufshaftpflichtversicherung verfügen, die Sie im Falle eines Rechtsstreits absichert. Teilen Sie der Versicherungsgesellschaft mit, in welchem Arbeitsfeld Sie wirken und lassen Sie sich beraten, um ein faires Angebot aus optimalem Schutz und vorteilhaften Konditionen zu erhalten.

Obendrein sollten Sie mit jedem Erziehungsberechtigten vor Beginn des Kurses einen Präventionsvertrag abschließen. Er dient zu Ihrer Absicherung, da die Eltern in ihm gewähren, dass ihr Kind gesund ist und sie die alleinige Verantwortung für die Kursteilnahme sowie die Anwendung der Massage durch sie selbst, nicht aber den Anwender ("Sie") übernehmen. Dadurch können Sie im Falle plötzlich auftretender Nebenwirkungen, nicht erwähnter Vorerkrankungen oder falscher Verhaltensweisen der Familien nicht zur Rechenschaft gezogen werden. Genauso weisen Sie darauf hin, dass Sie für den Erfolg der Massage keine Ga-rantie geben.

1.3 Vorsicht bei der Wortwahl

Als Benutzer unserer Anleitung für präventive Babymassagen sollten Sie sich schon von Anfang an mit den Abgrenzungen zwischen einer reinen Wellnessmethode wie dieser Anwendung und medizinisch-verordneten Verfahren auseinandersetzen. Dies ist wichtig, um nicht fälschlicherweise Begrifflichkeiten zu nutzen, die später irreführend wirken oder gar Konsequenzen nach sich ziehen. Sie sind nach Beendigung der Schulung zwar ein Profi im Bereich der Babymassagen, aber definitiv kein Therapeut.

Ebenso lehren Sie die Grifftechniken, Sie führen jene nicht durch und auch die Eltern „behandeln" oder „therapieren" ihr Kind nicht. Achten Sie daher auf Bezeichnungen wie „absolvieren", „ausführen", „verwöhnen", „verbessern", im Gegensatz zu „heilen", „lindern", „Therapiemaßnahme" etc.

1.4   Abstand und Empathie

Als Lehrender, der Kurse für Babymassagen abhält, sollten Sie natürlich die Liebe zu Ihrem Berufsfeld und der Arbeit mit Kindern nach außen projizieren, jedoch stets den professionellen Abstand wahren. Sie sind nicht dazu berechtigt, in die Erziehungsmethoden und Entscheidungen der Eltern einzugreifen oder über das Baby mit zu bestimmen. Dies ist eine tragende Säule der Babymassage-Kurse.

1.5   Das passende Alter berücksichtigen

Damit die präventive Babymassage ihre positiven Eigenschaften zeigen kann, sollten Sie wissen, ab welchem Alter der Säugling für die Wellnessmethode bereit ist. Treten Eltern mit Babys an Sie heran, die erst wenige Tage alt sind, wäre eine Massage noch zu anstrengend für den Organismus. Trotz allem sind Berührungen auch in diesem Alter Nahrung für das Wohlbefinden, was sich über das ganze Leben hindurchzieht. Sie könnten den Eltern daher raten, das Kind mit behutsamen Streicheleinheiten zu verwöhnen und sanfte Kreisungen sowie Streichungen folgen zu lassen, wenn der Nabel abgeheilt ist.

Dadurch leisten die Erziehungsberechtigten nicht nur einen wertvollen Beitrag zu der gesunden Kindesentwicklung, sondern gewöhnen den kleinen Erdenbürger gleichzeitig an eine wohltuende Massage. Letztere empfiehlt sich erstmalig im Alter von 4 bis 6 Wochen, denn je älter und aktiver das Baby wird, desto schwieriger gestaltet sich die Heranführung an eine Anwendung. Im Gegenzug lassen sich Säuglinge, die schon früh an die Berührungen gewöhnt wurden, besser darauf ein und fordern sogar später ihr Recht auf diesen Moment der Geborgenheit.

1.6   Elementare Bausteine im Überblick

Damit Sie die unverzichtbaren Regeln bei der Babymassage einhalten können und auch bereits mit dem notwendigen Wissen hierzu an die Thematik herantreten, nun noch einmal die entscheidenden Faktoren im Überblick:

*   Massieren Sie das Baby niemals selbst, wenn es nicht Ihr eigenes ist
*   Sichern Sie Ihre Arbeit als Lehrender von Babymassage-Kursen über einen Präventionsvertrag mit den Eltern ab
*   Agieren Sie nie ohne Berufshaftpflichtversicherung
*   Meiden Sie Begrifflichkeiten wie „Therapie", „Behandlung" oder „heilen"
*   Bewahren Sie den Abstand und halten Sie sich aus der Erziehung der Familien heraus

Mit diesen Kenntnissen ausgestattet beginnt nun Ihre Schritt-für-Schritt Anleitung für Babymassagen nach traditionell-indischem Muster.

· LERNZIELE ·

Nach der Bearbeitung des folgenden Kapitels ...

- ☑ kennen Sie die Herkunft der Babymassage
- ☑ haben Sie mehr über deren Entwicklungs-
  geschichte erfahren
- ☑ können Sie benennen, zu welchen Verfahren sie
  gehört
- ☑ wissen Sie, was die Massage charakterisiert
- ☑ ind Sie vertraut mit der Wirkung
- ☑ besitzen Sie Kenntnisse zu den Indikationen
  und Kontraindikationen
- ☑ wissen Sie, welchen Einfluss die Babymassage
  auf die Sozialkompetenz hat

Babymassage

Die präventive Babymassage zählt zu den beliebtesten Wellnessanwendungen und wird in sämtlichen Kulturkreisen der Welt praktiziert. Sie vermittelt den Säuglingen auf sanfte Art Werte wie Geborgenheit, Vertrauen und Liebe, während die gezielten Grifftechniken seine geistige, soziale sowie körperliche Entwicklung positiv beeinflussen. So erhält das Kind den optimalen Start in das Leben und wird sowohl präventiv als auch bei vorliegenden Beschwerden nachhaltig therapiert. Sie eignet sich für Neugeborene bis hin zu Kleinkindern und lässt sich von engen Familienmitgliedern anwenden, um die Bindung zu dem Baby zu stärken.

2.1 Herkunft und Geschichte der Massage

Die Babymassage beruht auf der langjährigen Entstehungsgeschichte, die ursprünglich in Indien begann. Dort gab es eine entsprechende Praktik schon seit unzähligen Generationen als klassischen Bestandteil des Ayurveda. Ihre landestypische Bezeichnung war „Kumara Abhyanga", worunter sie die indischen Urvölker an ihre Nachkommen überlieferten und die Massagegriffe bei den Säuglin der Familie oder des engsten Bekanntenkreises sowie innerhalb ihres Dorfes anwandten.

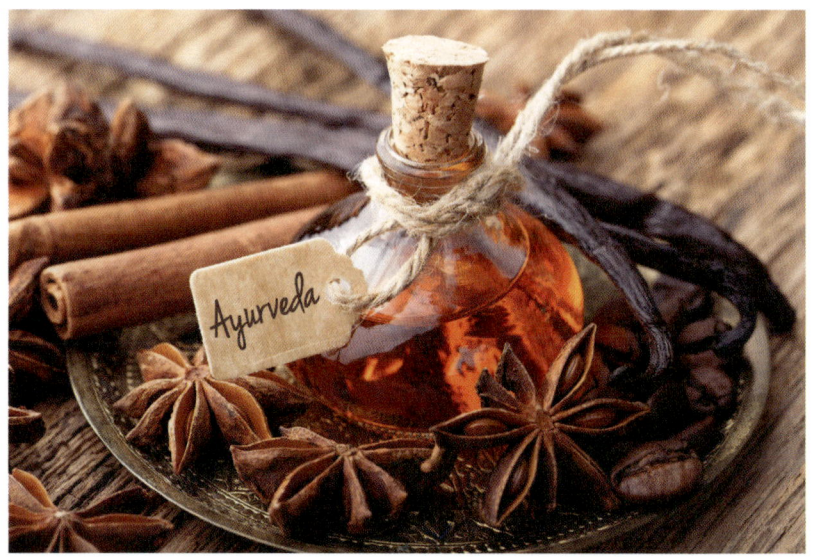

Abbildung 1: Ayurveda (stock.adobe.com, Floydine, 70134697)

Sämtliche Techniken waren dabei von Kultur zu Kultur unterschiedlich, was auch an den Kasten lag. Obendrein zeigten sich frühe Formen der Babymassage in weiteren Völkergruppen aus Asien, Russland, bei den Eskimos und in Afrika, wo die Gelehrten und Stammesältesten die Neugeborenen mit den wohltuenden Praktiken behandelten, um eine gesunde körperliche und geistige Entwicklung zu fördern sowie Krämpfe, Koliken oder eine allgemeine Unruhe zu lindern.

Definition: Das Kastensystem ist eine primär in Indien ansässige hierarchische Unterteilung und Abgrenzung der einzelnen Völkergruppen nach Arbeit, Status und Heirat. Es hat einen religiösen Hintergrund und wird neben Indien auch in Teilen von Nepal, Sri Lanka sowie Bali praktiziert.

2.1.1 Französischer Gynäkologe entdeckt Massagetechnik

Innerhalb ihrer Entwicklung erreichte die Babymassage dann Anfang der 70er Jahre erstmalig größeres Aufsehen durch den Franzosen
Frédérick Leboyer (1.11.1918 bis 25.05.2017). Der Geburtshelfer
und Gynäkologe war Begründer der „sanften Geburt" auch „Leboyer-
Methode" genannt, bei welcher die schonende Niederkunft ohne
Stress, die enge Mutter-Kind-Bindung nach der Geburt und das
angemessene Raumambiente für den Erdenbürger richtungs-
weisend sind. Leboyer entdeckte infolgedessen die Grundzüge der
Babymassage bei seinem Indienaufenthalt und sah sofort, welches
Potenzial hinter den simpel-anmutenden Streichungen steckte.

Darauf machte er es sich zur Aufgabe, die Technik über die
Grenzen Indiens hinaus zu etablieren. Zunächst brachte er seine
gesammelten Erkenntnisse dazu in sein Heimatland Frankreich
und damit nach Europa. Aus dem Grund wird die Anwendung

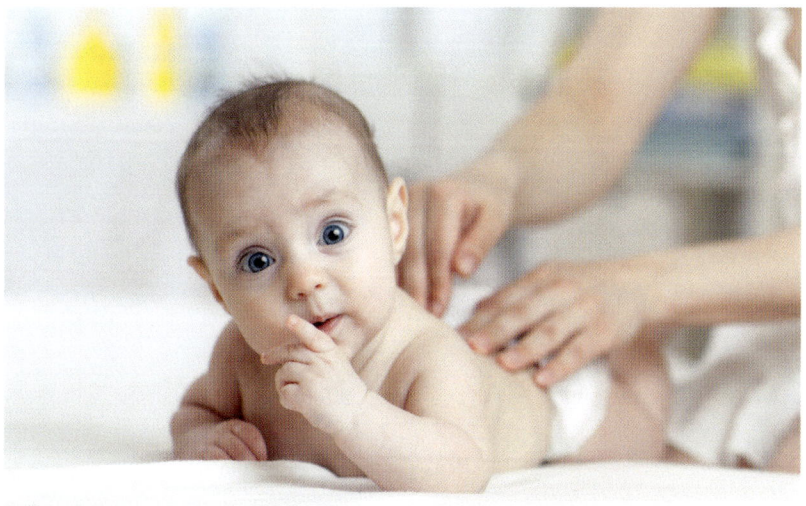

Abbildung 2: Geschichte der Babymassage (stock.adobe.com, Oksana Kuzmina, 110944004)

bis heute ebenfalls als Leboyer-Massage geführt. Nachdem der Mediziner die Technik im Westen publik gemacht hatte, kam es zu fortwährenden Verbesserungen in Ausführung, Vielseitigkeit und Nachhaltigkeit.

Ziel war es, sowohl für das Baby als auch für alle Beteiligten mit der Massage einen Augenblick vollkommener Ruhe zu schaffen, bei welchem der Säugling in seiner Entwicklung ganzheitlich positiv unterstützt werden sollte. Ebenso stand die Ausarbeitung der einzelnen Massagetechniken bezogen auf eine Anwendbarkeit für Kinder mit den unterschiedlichsten Bedürfnissen im Vordergrund.

2.1.2 Internationale Verbreitung

So kam es 1981 dazu, dass die Babymassage in Amerika durch Vimala Schneider eine weitere Etappe auf dem Weg zur weltweiten Verbreitung zurücklegte. Dies war die Gründung der internationalen Gesellschaft für Babymassage (IAIN).

Zum ersten Mal wurde durch Schneider ein Konzept in die Wellnessbranche eingeführt, bei dem sich die traditionellen Grundkenntnisse aus Indien mit Yoga, einer Schwedenmassage und diversen Reflexzonentechniken zu einem harmonischen System verbinden.

Darauf aufbauend schaffte es die Massage 1995, auch in Deutschland bekannt zu werden, als die deutsche Gesellschaft für Babymassagen (DGBM) ins Leben gerufen wurde. Letztere besteht weiterhin als zentrale Ausbildungsstätte für professionelle Babymassagen.

Heutzutage ist eine entsprechende Praktik daher international gefragt, wird den Entspannungstherapien zugeordnet und lässt sich zudem als Wellnessverfahren bezeichnen. Sie kann demzufolge nicht von einem Arzt verordnet werden, sondern darf ausschließlich ohne medizinisch-therapeutischen Leitgedanken zum Einsatz kommen.

Dennoch nimmt die Nachfrage der Methode kontinuierlich zu und erfreut sich im privaten Bereich oder darauf ausgerichteten Kursen konstanter Beliebtheit. Besonders deutlich werden hier die Unterschiede in den Techniken und Lehren, die auch in der aktuellen Zeit noch weltweit vorherrschend sind. Meistens orientieren sich die Konzepte allerdings an den ayurvedischen Grundlagen, weil diese innerhalb der vielen Abwandlungen die größte Bekanntheit haben.

2.2 Grundgedanken und Wirkungen der Massage

Eine präventive Babymassage wirkt ganzheitlich, sodass sich kein spezifisches Anwendungsfeld benennen lässt. Des Weiteren beruhen einige der erkennbaren Effekte auf Beobachtungen und Schilderungen, jedoch nicht auf nachweisbaren Fakten. Babys sind Individuen und können deshalb ganz unterschiedlich auf die Massage reagieren.

So ist das primäre Ziel der Anwendung nicht nur, die Wirkung zu erzielen, die sich anhand von Untersuchungen belegen ließe. Es geht in erster Linie darum, mittels intensiver Beobachtung, Rücksprache mit Eltern und Angehörigen, Studien und Recherchen die positiven Merkmale zusammenzutragen, die häufig während der Massage auftreten.

Teilweise lassen sich auch neue Erfahrungen machen, die Sie eventuell später in Ihren Kurs oder die Massagetechniken integrieren können. Infolgedessen kann die Wirkung in drei Hauptgruppen unterteilt werden: Motorik, Organismus und inneres Wohlbefinden. Mit allen möchten wir uns heute näher beschäftigen.

2.2.1 Wirkung in Bezug auf den Bewegungsapparat

Zunächst bezieht sich die Wirkung unter anderem auf eine verstärkte Myelin-Bildung, ein Eiweiß, welches die menschlichen Nervenfasern umschließt und jene mit den Muskeln verbindet.

Folglich gilt, je höher die Myelin-Versorgung desto reibungsloser die Übertragung verschiedener Reize zwischen Muskulatur und Nervensystem. Das hat offenbar einen nachhaltigen Einfluss auf eine störungsfreie, gesunde Entwicklung des Kindes, dessen korrekte Körperhaltung, vitale Funktionen der Motorik und den Schutz vor Knochen- sowie Gelenkschäden.

2.2.2 Wirkung in Bezug auf den Organismus

Die Massage setzt mehrere Hormone frei, die dem Kind helfen, seine Sinneswahrnehmung gut zu entwickeln und stetig zu verbessern. Welches hormonelle Zusammenspiel hier beteiligt ist, lässt sich nicht eindeutig definieren. Fest steht jedoch, dass die Berührungen während der Anwendung die Hormonzufuhr erhöhen und sich darauf verschiedene Reaktionen im Körper zeigen.

Die Abwehrkräfte werden gestärkt, das Baby ist weniger anfällig gegenüber Erkrankungen und Allergien, während zugleich die Fähigkeit steigt, Stress leichter kompensieren zu können. Es stellt sich eine gewisse Zufriedenheit ein, welche das Neugeborene im Alltag deutlich gelassener und fröhlicher macht. Es schreit weniger, schläft besser und bleibt seinem Umfeld gegenüber neugierig.

2.2.3 Wirkung in Bezug auf die Sozialkompetenz

Die behutsamen Grifftechniken bei einer Babymassage erweisen sich ebenfalls als Kommunikationsform, die eine noch nicht ausgereifte Gestik, Mimik und das fehlende Sprachvermögen ersetzt. Sie dient dem Informationsaustausch, fördert die Verständigung zwischen Eltern und Kind sowie die Fähigkeit, die Bedürfnisse oder Emotionen des Neugeborenen zu deuten. Es kommt zu einer Steigerung der Verbundenheit innerhalb der Familie, das Kind lernt, seinen Körper wahrzunehmen und das Selbstbewusstsein wird gesteigert.

2.2.4 Nachhaltiges Wohlbefinden für Körper, Geist und Seele

Die Wirkung kann somit die Gesamt-Entwicklung unterstützen und Gehirn sowie Nervensystem positiv beeinflussen. Die Grundvoraussetzung ist jedoch der Respekt vor dem Säugling sowie der auszuführenden Technik. Er sollte fortwährend präsent sein und die Anwendung begleiten.

Dadurch wird die Wirkung in ihrer komplexen Art nach außen transportiert und das Konzept kann unterschiedliche vorteilhafte Veränderungen im Organismus, der Psyche sowie dem Bewegungsapparat des Kindes vornehmen.

> **Hinweis:** Die Wirkung einer Babymassage lässt sich nicht ver-
> allgemeinern, denn sie hängt immer von dem jeweiligen Säug-
> ling und dessen Gesundheitszustand ab. Auch die Art der An-
> wendung, die Bereitschaft des Kindes, sie anzunehmen und die
> Rahmenbedingungen sind ausschlaggebend für den Erfolg der
> Techniken.

2.3 Indikation und Kontraindikationen

Die Babymassage kann den Kindern auf vielfältige Weise helfen,
ihre Vitalität zu stärken und sich zu einem gesunden, aktiven Menschen zu entwickeln. Ihre tiefgehende, ganzheitliche Wirkung zeigt
sich sowohl als Prävention, um das Neugeborene bei seinem Start
in das Leben positiv zu unterstützen als auch bei vorhandenen
Beschwerden.

Infolgedessen dient die Anwendung keineswegs nur der
Entspannung oder einem Augenblick der tiefen Verbundenheit
zwischen Baby und Eltern.

2.3.1 Mehr als ein Moment der Erholsamkeit

Die präventive Babymassage wird ebenfalls seit Generationen bei
kränkelnden Säuglingen in sämtlichen Kulturkreisen angewandt.
In dem Zusammenhang lässt sich die Massage daher bei verschiedenen Symptomen einsetzen, darunter gegen:

- Verstopfung, Koliken oder übermäßige Blähungen
- Schlafstörungen und allgemeine Unruhe

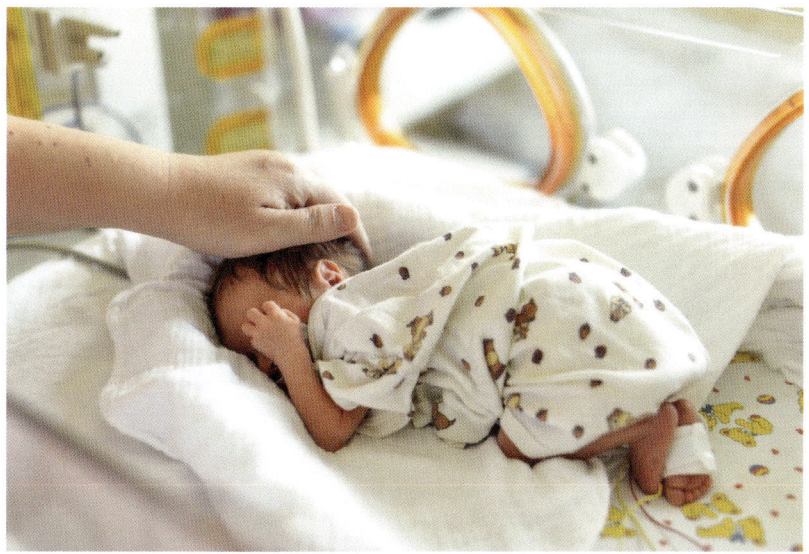

Abbildung 3: Frühchen (stock.adobe.com, Tobilander, 70729090)

- muskuläre Verspannungen oder schwache Muskulatur
- die Gelbsucht
- Untergewicht oder Gewichtsstörungen
- Magenschmerzen
- Atemprobleme
- vermehrtes Weinen
- ein schwaches Immunsystem
- einen unausgeglichenen Muskeltonus
- Durchblutungsstörungen

Somit hat die Babymassage eine große Zielgruppe, die Neugeborene bis hin zu Kindern von 12 Monaten und älter anspricht. Gerade Frühchen haben jedoch einen besonderen Nutzen von der Massage, denn sie fördert die raschere Gewichtszunahme.

Nicht minder entscheidend wäre es allerdings zu wissen, wann eine präventive Babymassage nicht angewandt werden darf.

> **Hinweis:** Eine Babymassage ersetzt <u>NICHT</u> die medikamentöse oder ärztlich begleitete Behandlung bei ernsten Erkrankungen. Bevor eine entsprechende Anwendung praktiziert wird, sollte bei bestehenden Symptomen <u>STETS</u> ein Arzt konsultiert werden!

2.3.2 Kontraindikationen beachten

Eine Massage für Babys sollte ein positives Erlebnis sein, das den Säugling in seiner Entwicklung und Gesundheit stärkt. Darum darf die Anwendung nur erfolgen, wenn das Kind dazu bereit ist. Zwang oder Druck sind strikt verboten, weshalb die Praktik eingestellt werden muss, falls sich das Baby mit den ungewohnten Berührungen nicht wohlfühlt. Auch bei vorliegenden Erkrankungen wie grippalen Infekten, Fieber oder Entzündungsprozessen sollte die Massage nicht durchgeführt werden. Das Risiko, die Selbstheilungskräfte des Körpers zu hemmen und eine damit verbundene Verschlechterung des Allgemeinzustands zu riskieren, ist nicht absehbar. Grundsätzlich empfiehlt es sich, die Massage an dem Kind zu orientieren.

> **Hinweis:** Vor Beginn der Babymassage sollte Rücksprache mit einem Arzt gehalten werden. Vor allem dann, wenn das Kind krank gewesen ist.

Es nimmt sie besser an, wenn es sich gut fühlt und gesund ist. Sobald also eine unruhige Nacht zurückliegt, das Baby erste Symptome einer bevorstehenden Erkrankung zeigt oder generell unleidlich ist, würde die Babymassage keinen Sinn machen. Ebenso kann sie nicht durchgeführt werden, insofern das Neugeborene unter schweren Hauterkrankungen leidet, die sich durch den stetigen Kontakt schmerzhaft darstellen würden. Befindet sich das Kind wiederum in der Genesungsphase, wäre es ratsam die Massage auszusetzen, bis der Säugling wieder einen stabilen Allgemeinzustand erreicht hat.

2.4 Bedeutung für die soziale Bindung

Bei der Babymassage profitieren nicht nur die Vitalität und Entwicklung des Kindes. Die einfühlsame Praktik hat auch einen Mehrwert für das Sozialverhalten des Säuglings und die enge Verbindung zu der Familie. In dem Zusammenhang wirkt sich die Anwendung auf vielfältige Weise positiv aus.

2.4.1 Das Vertrauensverhältnis zu allen Familienmitgliedern

Die Mutter kann bereits während der Schwangerschaft eine enge Bindung zu ihrem Kind aufbauen, die meistens auch nach der Geburt erhalten bleibt und den Säugling dauerhaft prägt.

Anders verhält es sich mit dem Vater, Geschwistern, den Großeltern oder weiteren Personen, die im Leben des Kindes eine große Rolle spielen sollen. Sie müssen sich die Verbundenheit erarbeiten, was sich oft schwierig gestaltet. Gerade auch bei Adoptionen oder der Pflegschaft ist aber genau jenes Gefühl der Zusammengehörigkeit das, welches ein Baby benötigt und doch nur schwer finden kann.

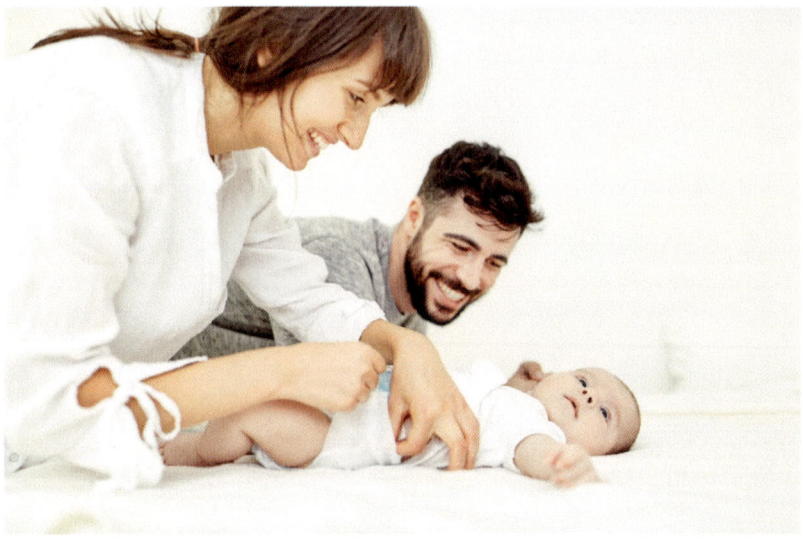

Abbildung 4: Innige Bindung Eltern-Kind (stock.adobe.com, Robert Kneschke, 254361825)

Darum erweist sich die präventive Babymassage als ideales Fundament, auch für andere Menschen aus dem engsten Kreis Vertrauen sowie Zuneigung zu empfinden. Deshalb nehmen an der Praktik häufig nicht die Mütter teil, sondern überlassen diesen Moment der Zweisamkeit den Menschen, zu welchen das Kind dieselbe innige Beziehung aufbauen soll.

Das könnte gleichzeitig dazu beitragen, dem Baby ein gewisses Urvertrauen zu vermitteln, sodass es seinen Mitmenschen später offen und unvoreingenommen gegenübertritt.

2.4.2 Gewollte Berührungen

Obwohl im Alltag ein stetiger Austausch von Berührungen zwischen Eltern und Kind präsent ist, erweist sich jener Körperkontakt als beiläufig. Die Routine während des Anziehens oder eine kurze

Umarmung, diese Momente symbolisieren zwar Zuneigung, werden von dem Baby jedoch nicht immer als Liebesbekundung wahrgenommen.

Die Babymassage stützt sich hingegen auf den gewollten Austausch von Nähe und streichelnden Bewegungsabläufen, während denen niemand anderes stört. So gehört der Augenblick nur dem Kind und seiner Bezugsperson, was den Berührungen mehr Bedeutung verleiht und die Bindung zueinander festigt.

2.4.3 Die Zweisamkeit

Für Babys ist es wichtig, feste Zeiten zu haben, in denen es für die Eltern im Mittelpunkt steht und sich alles nur um die Zweisamkeit dreht. Insbesondere wenn die Familienmitglieder berufstätig sind, Geschwisterkinder Aufmerksamkeit einfordern oder es im Alltag hektisch zugeht, bleiben solche Momente im Hintergrund.

Die Babymassage schenkt allen einen Raum, der nur für den Säugling und seine Bezugsperson bestimmt ist. Eine gewollte Qualitätszeit, z. B. während eines täglichen Rituals, kann dem Kind helfen, sich geborgen zu fühlen und eine tiefe Verbundenheit zu Mutter oder Vater aufzubauen.

Nichts anderes zählt während der Anwendung einer präventiven Babymassage, sodass das Baby lernt, sich auf sein Gegenüber zu fokussieren und die Zeit zu zweit als etwas Kostbares zu empfinden.

2.4.4 Liebe zeigen

Das Fundament, auf dem die Beziehung zwischen Eltern und Kind erbaut sein sollte, ist bedingungslose Liebe. Es gibt jedoch mehrere Arten, jene nach außen zu projizieren, die das Kind erst einmal kennenlernen muss. Gerade dabei könnte eine Babymassage unterstützend wirken, denn erwiesenermaßen setzen behutsame Streichungen ein bestimmtes Hormon frei, das Oxytocin, auch bekannt als Liebeshormon.

Die sanften Grifftechniken sorgen also bei Kind und Eltern dafür, dass sich die Bindung zueinander manifestiert und die Liebe wächst.

> **Hinweis:** Oxytocin hat noch einen weiteren Effekt. Es steigert die Stimmung, hilft, postnatale Depressionen zu verhindern und regt den Milchspendereflex bei der Mutter an.

2.4.5 Die nonverbale Kommunikation

Die Fähigkeit, mit dem Umfeld zu kommunizieren, ist ein wichtiges Element der Sozialkompetenz. Wenngleich Neugeborene noch nicht sprechen können, nehmen sie ihr Umfeld mit allen Sinnen wahr und kommunizieren auf andere Arten.

Für ein enges Zusammengehörigkeits-Gefühl zwischen dem Baby und der Familie ist es unverzichtbar, einander zu verstehen. Während der Säugling lernen muss, die Empfindungen und Lehren der Erwachsenen zu erkennen, haben jene die Aufgabe, die Bedürfnisse des Kindes anhand dessen Verhalten deuten zu können. Das gelingt auch auf nonverbaler Ebene über die Körpersprache, Blickkontakt, Laute oder die Mimik.

Die Babymassage liefert den passenden Rahmen, die Verständigung untereinander zu trainieren und auf alles zu achten, worauf die Kommunikation basiert. Mit jeder Anwendung wird Kind und Eltern bewusster, was der jeweils andere erwartet oder zum Ausdruck bringen möchte.

Das stärkt die Verbundenheit und Zuneigung um ein Vielfaches. Ebenso kann das Baby innerhalb der Massage seine Kommunikationsfähigkeit verbessern und wird im Laufe der Zeit deutlicher darin zu äußern, was ihm gefällt. Diese stille Form der Verständigung lässt sich dann über die Massage hinaus in den Alltag integrieren und gestaltet ihn einfacher.

2.4.6 Ein Gefühl von Sicherheit

Wir Menschen brauchen gewisse Rituale, um in unserem Alltag den Überblick zu behalten und nicht im Chaos zu versinken. Auch Babys sind auf wiederkehrende Abläufe angewiesen, obwohl sie noch kein Zeitgefühl besitzen, denn die bedeuten Sicherheit und helfen den Kindern, sich zurechtzufinden. Eine Babymassage kann ein solches Gefühl von Schutz und Geborgenheit hervorrufen, wenn sie zu einem festen Zeitpunkt und mit gleichbleibendem Ablauf stattfindet.

So lernt der Säugling, sich an ein bestimmtes Ereignis zu gewöhnen und darauf zu verlassen, dass jenes eintritt. Da das Kind diesen Moment jedes Mal mit demselben Familienmitglied erleben sollte, verknüpft es das Gefühl von Zuverlässigkeit und Sicherheit mit der jeweiligen Person, was die Bindung dauerhaft prägen wird.

2.4.7 Eine verbesserte Wahrnehmung

In den frühen Lebensmonaten ist das Baby einer Fülle von Reizen ausgesetzt, die es noch nicht begreifen oder filtern kann. Immerhin setzt der natürliche Prozess der Selbstregulation, bei welchem das Kind lernt, zwischen wichtigen und unwichtigen Eindrücken zu selektieren, erst mit zunehmendem Alter ein.

Durch die Babymassage gelingt es allerdings, schon von Beginn an die Wahrnehmung des Babys positiv zu beeinflussen und bewusst für einen Moment nur auf seinen Körper und sich selbst zu lenken. Die vertraute Person, welche die präventive Babymassage abhält, unterstützt das Kind also darin, seine Selbstregulierung zu stärken und das Gefühl für Entspannung sowie Verspannung gezielt zu trainieren.

Ferner hilft die Massage dem Neugeborenen, die wertvollen Augenblicke vollkommener Gelassenheit zu erhalten.

2.4.8 Verknüpfung mit positiven Erfahrungen

Eine wohltuende Massage in einem ruhigen Umfeld hilft dem Kind, sich zu erholen und losgelöst vom Alltag die individuelle Nähe sowie die angenehmen Berührungen zu genießen. Dadurch nimmt es die Anwendung als etwas Positives wahr, was ihm guttut und verknüpft das unweigerlich mit der Person, welche die Massage absolviert.

Diese Assoziation stärkt die Verbundenheit zueinander, weil der Säugling lernt, die Familienmitglieder mit dem Gefühl der Zufriedenheit, Geborgenheit und Liebe gleichzusetzen, das er durch die Massage erfahren durfte.

2.5 Zusammenfassung

Die Babymassage ist ein Entspannungsverfahren mit langjähriger Tradition, welches nach dem Konzept des Ayurveda bei den indischen Urvölkern entstand. Durch den Mediziner Frédérick Leboyer in den 70ern nach Europa gebracht, entwickelte sich die Anwendung zu einer international anerkannten Wellnessmethode.

Im Mittelpunkt steht die ganzheitliche Erholung des Kindes, wobei gleichzeitig dessen körperliche, geistige und soziale Entwicklung gefördert werden soll. Die präventive Babymassage wirkt dafür auf lokaler, mentaler sowie physischer Ebene. Sie schärft die Wahrnehmung, dient als alternative Kommunikationsbasis und eignet sich als Präventivmaßnahme für ein gesteigertes Wohlbefinden oder als begleitende Therapie bei Krankheitssymptomen wie Koliken, Verdauungsproblemen und Schlafstörungen. Sie harmonisiert den Muskeltonus und weckt positive Gefühle in dem Kind, solange sie nicht während eines Infekts oder anderen Krankheitserscheinungen angewandt wird.

Insbesondere die soziale Bindung zu den engsten Familienmitgliedern profitiert von der Babymassage, denn jene festigt das Band zwischen Eltern und Kind, schafft Vertrauen sowie Raum für Zweisamkeit. Ferner vermittelt die Anwendung dem Neugeborenen, dass es sicher ist und geliebt wird. Gerade für Väter, Großeltern oder andere wichtige Personen im Leben des Säuglings könnte dieser Moment der Erholsamkeit wertvoll sein, um die Verbundenheit zu dem Baby aufzubauen, die bei Müttern durch die Schwangerschaft bereits vorhanden ist.

Die sanften Grifftechniken schütten obendrein Oxytocin aus, was die Milchproduktion von stillenden Frauen anregt und hilft, Depressionen nach der Geburt zu vermeiden.

Nach diesem Abschnitt haben Sie nun alle wesentlichen Bausteine rund um die Herkunft der Babymassagen erfahren, wissen, wie sie wirkt, wofür sie eingesetzt werden kann und welche Risiken es zu beachten gilt. Ihnen wurde ebenfalls vermittelt, welchen Stellenwert die Anwendung für die soziale Kompetenz des Kindes hat und wie sie die Beziehung zu den engsten Bezugspersonen festigt.

So sind Sie bereit, diese Kenntnisse durch die kommenden Kapitel über die Vorbereitungen der Massage und deren Technik zu erweitern - aber auch das bisher Erlernte gezielt für die nachfolgenden Themengebiete zu nutzen. Erstmalig dürfen Sie die neugewonnenen Erkenntnisse dazu in den Aufgaben zur Selbstprüfung unter Beweis stellen.

2.6 Aufgaben zur Selbstprüfung

Die unten aufgeführten Fragen sollen Ihr Wissen festigen und Ihnen helfen, sich erneut mit den vielen Informationen aus dem zweiten Kapitel auseinanderzusetzen. So können Sie feststellen, ob Sie alles verstanden haben, eventuell Wiederholungsbedarf besteht oder noch Fragen offen sind. Wir wünschen Ihnen viel Erfolg und Spaß dabei!

1. **Aus welchem traditionellen System entstand die Babymassage? Markieren Sie die Antworten mit r=richtig und f=falsch:**

    a) Traditionelle chinesische Medizin
    b) Ayurveda
    c) Meridianlehre

2. **Welche Ziele verfolgt die Massage? Markieren Sie die Antworten mit r=richtig und f=falsch.**
    Hinweis: Es können auch mehrere Aussagen zutreffen!

    a) Die gesunde geistige und körperliche Entwicklung
    b) Das Wachstum
    c) Die Intelligenz und die Sprachfähigkeit
    d) Die soziale Kompetenz

e) Linderung von Verdauungsschwierigkeiten, Schlafstörungen oder allgemeinem Unwohlsein

3. Welche Säuglinge profitieren besonders von der Babymassage? Markieren Sie die Antworten mit r=richtig und f=falsch:

a) Neugeborene
b) Frühchen
c) Babys im Alter zwischen 6 und 12 Monaten

4. Welchen Mehrwert bietet die Anwendung für die Angehörigen? Markieren Sie die Antworten mit r=richtig und f=falsch. Es können auch mehrere Aussagen zutreffen.

a) Eine stärkere Bindung zu dem Kind, auch für Väter oder Großeltern
b) Dass das Baby Gesellschaft als angenehm empfindet
c) Pädagogische Erfahrungswerte
d) Mehr Qualitätszeit mit dem Baby

5. Wie unterstützt die Freisetzung von Oxytocin die Babymassage? Markieren Sie die Antworten mit r=richtig und f=falsch. Es können auch mehrere Aussagen zutreffen.

a) Dadurch wird der Milchspendereflex der Mutter stimuliert
b) Die Linderung von Verdauungsschwierigkeiten wird gefördert
c) Es wird postnatalen Stimmungsschwankungen vorgebeugt
d) Das Immunsystem kann gestärkt werden
e) Ein positiver Gemützstand stellt sich ein

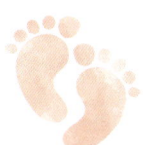

• LERNZIELE •

In diesem Abschnitt lernen Sie ...

☑ welche Arten von Massageöl für eine Babymassage geeignet sind

☑ in welcher Umgebung eine Babymassage stattfinden sollte

☑ welche Zeit für die Anwendung am geeignetsten ist

☑ wie das Baby sicher und bequem gelagert wird

Die Vorbereitung

Nachfolgend werden alle Details erläutert, um eine Babymassage bestmöglich vorzubereiten. Im Mittelpunkt stehen sowohl eine hohe Anwendungsqualität als auch die Zufriedenheit des Kindes. Zudem sollten der ausführenden Person die passenden Voraussetzungen geschaffen werden, alle Praktiken komplikationslos, fließend sowie tiefenwirksam anwenden zu können. Als Abrundung wird empfohlen, ein Vorgespräch zu führen, in welchem die individuellen Bedürfnisse des Babys oder eventuelle Beschwerden geklärt werden. Dies hilft dem Masseur, die Massage speziell auf das Kind abzustimmen und vermeidet negative Begleiterscheinungen.

3.1   Die richtigen Produkte

Die Wahl des Equipments nimmt bei der präventiven Babymassage einen hohen Stellenwert ein. Ein Artikel, der dabei nicht fehlen darf, ist das Massageöl. Jenes begünstigt, dass die angewandten Grifftechniken fließend ineinander übergehen und dem Baby einen tiefenwirksamen Wohlfühlmoment bescheren. Ferner dient das Öl dazu, die Haut des Kindes während der Massage zu pflegen und zu schützen.

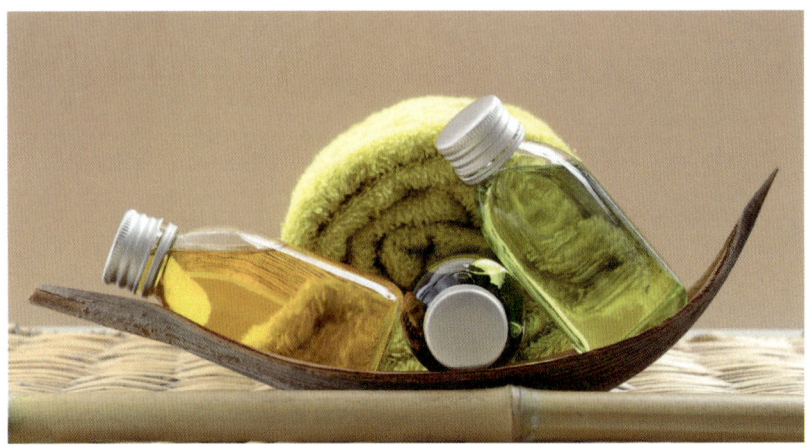

Abbildung 5: Massageöle (stock.adobe.com, anoli, 145193878)

3.1.1 Die Qualität als zentrales Element

Heutzutage gibt es unzählige Artikel zu erwerben, die als Massageöl ausgezeichnet sind. Da kann es durchaus schwierig werden, die richtige Wahl zu treffen. Was benötigt die Babyhaut, welche Inhaltsstoffe sind wichtig? Fragen über Fragen, auf die es jedoch keine eindeutige Antwort gibt, denn so unterschiedlich wie die Öle sind auch die Kinder. Unabhängig davon aber, welche Massageöl-Variante von dem Masseur bevorzugt wird: das Produkt sollte von exzellenter Qualität sein.

Beste Rohstoffe und eine schonende Herstellung sind hier entscheidend, um Öle zu erhalten, die den besonderen Ansprüchen der Kinderhaut gerecht werden. Andernfalls könnten diese die Wirksamkeit der Anwendung beeinträchtigen. Auch schwere allergische Reaktionen der empfindsamen Säuglingshaut wären potenzielle Nebenwirkungen von minderwertigen Massageölen.

3.1.2 Kennzeichnen hochwertiger Massageöle

Auch wenn es, wie bereits erwähnt, meist eine subjektive Entscheidung ist, welches Öl genutzt wird, finden sich doch einige Kriterien, an denen sich der Kauf des Artikels orientieren kann. Ein angemessenes Produkt überzeugt infolgedessen durch:

- vegane Inhaltsstoffe
- den Verzicht auf Konservierungs- oder Duftstoffe
- dermatologisch-getestete Hautverträglichkeit
- natürliche Schutzfunktion

3.1.3 Die richtigen Massageöle für Babyhaut

Am besten eignen sich sogenannte Basisöle, die nur aus pflanzlichen Inhaltsstoffen bestehen, fetthaltig und kaltgepresst sind.

Definition: Als Basisöle werden Ausführungen bezeichnet, die als fetthaltige Pflanzenöle hergestellt wurden und aus verschiedenen Früchten sowie Samen gewonnen werden.

Bezogen auf die Auswahl bietet der Massagesektor dazu verschiedene Produkte mit erstklassiger Zusammensetzung. So finden sich unter anderem:

3.1.3.1 Mandelöl

Dieses Öl wird aus den Bittermandel- und Süßmandelkernen gewonnen. Es ist sehr hautverträglich, eignet sich für mehrere Hauttypen und lässt eine dünne Schicht an der Oberfläche entstehen, welche bei Massagen die Gleitfähigkeit der Bewegungen verbessert. Gleichzeitig dringt es in die Haut ein, pflegt jene und versorgt sie mit Feuchtigkeit, was an dem 90 prozentigen Anteil einfach sowie mehrfach ungesättigter Fettsäuren liegt. Mandelöl besticht ebenfalls durch einen unaufdringlichen Duft.

3.1.3.2 Olivenöl

Bei Olivenöl wird die gesamte Olive inklusive des Kerns gepresst. Es besitzt eine optimale Haltbarkeit und sorgt für ein samtiges Hautgefühl. Insbesondere bei Neurodermitis wirkt das enthaltene Oleocanthal beruhigend sowie entzündungshemmend. Babymassagen sollten aber stets nur Biovarianten des nativen Öls nutzen.

3.1.3.3 Jojobaöl

Das Jojobaöl wird aus einem immergrünen Strauch gewonnen und ist reich an Vitamin E sowie Provitamin A. Dieses Öl enthält einen indirekten Lichtschutzfaktor, der die Haut des Kindes vor Sonneneinstrahlung schützen kann, während die optimale Zusammensetzung der Fettsäuren seine vielseitige Anwendbarkeit und die sanfte Hautpflege begünstigt. Auch im Falle leichter Hautirritationen zeigt sich das Öl vorteilhaft wegen der entzündungshemmenden Inhalte.

3.1.3.4 Calendulaöl

Calendulaöl, auch Ringelblumenöl genannt, wird aus den Calendulablüten hergestellt, die ihren Ursprung in Mittelmeerregionen haben. Es verstärkt die Widerstandsfähigkeit der Babyhaut, beruhigt gereizte Hautbereiche und empfiehlt sich zum Schutz bei rissigen Stellen oder Trockenheit.

3.1.3.5 Sesamöl

Das Sesamöl nimmt im Ayurveda einen hohen Stellenwert ein. Es hat eine wärmende Wirkung und kann bis in die feinsten Hautgefäße vordringen. Das Öl, welches meistens aus schwarzen und weißen Sesamsamen hergestellt wird, kommt oft in der traditionellen Babymassage der Inder vor. Die enthaltene Linolensäure lindert Entzündungen und die Haut erhält eine ideale Feuchtigkeitsversorgung.

3.1.3.6 Senföl

Senföl hat eine anregende Wirkung auf die Haut, die speziell an kühlen Tagen gerne in Anspruch genommen wird. Wichtig wäre bei diesem Öl aber, dass eindeutig belegt werden kann, dass keine anderen Samen durch die Fertigungsmethode in das Endprodukt gelangt sind und Letzteres daraufhin verunreinigt haben.

Hinzu kommen noch weitere Öle, die in verschiedenen Konzentrationen genutzt werden, darunter das Aprikosen-, Traubenkern- oder Avocadoöl. Im Grunde sind alle guten Massageöle vitaminreich, enthalten viele Mineralstoffe und werden von der Säuglingshaut bestens aufgenommen. Oft werden auch einfaches Kokosfett in Form von Palmin-Würfeln, Massagecremes oder Lotionen verwendet. Dadurch zeigt sich, dass es keine allgemeingültige Aussage über das richtige Massageöl gibt.

Hinweis: Um sicherzustellen, dass ein Massageöl genutzt wird, welches zu der Babyhaut passt, empfiehlt es sich, die Anzahl der einfach oder mehrfach gesättigten Fettsäuren auf den Etiketten zu berücksichtigen. Ein hoher Anteil an einfach ungesättigten Fettsäuren steht symbolisch für Pflanzenöle mit viel Ölsäure. Beinhaltet das Produkt hingehen einen höheren Anteil mehrfach ungesättigter Fettsäuren, weist dies auf Linolsäure als Hauptbestandteil hin.

3.1.4 Ungeeignete Massageöle erkennen

Ebenso finden sich aber auch Produkte, die keinesfalls in die Technik integriert werden dürfen, da sie die Haut des Säuglings irritieren könnten. Dazu gehören Cremes mit einem hohen Wasseranteil, denn jene beinhalten Reinigungsmittel und wirken sich negativ auf die Babyhaut aus.

Zusätzlich sollte die Massage nicht von raffiniertem Erdnussöl begleitet werden. Die enthaltenen Proteine rufen oftmals allergisch bedingte Hautreaktionen hervor. Lediglich Erdnussöl aus reiner Raffinerie wäre anwendbar, ist allerdings kaum auf dem Markt erhältlich.

Gleichermaßen dürfen keine klassischen Babyöle genutzt werden. Sie können der Haut des Kindes keine wertvollen Nährstoffe zufügen und die enthaltenen Mineralöle begünstigen eine Austrocknung der Haut sowie die Verstopfung der Poren. Dies beruht auf den langen Kohlenstoffketten, die das Öl besitzt.

Hinweis: Zur Vergewisserung, dass ein Massageöl der Babyhaut nicht schadet, sollte im Vorfeld ein Hauttest erfolgen. Dafür einfach etwas Öl auf einem kleinen Hautbereich an einer unempfindlicheren Stelle auftragen und beobachten, ob eine Reaktion sichtbar wird. Die Haut des Babys ist sehr zart und sensibel, weshalb eine intensive Pflege mit Ölen von bester Qualität stattfinden muss, aber keine Überfrachtung vorliegen darf. Das heißt, Eltern müssen nach dem Leitgedanken „weniger ist mehr" handeln und gerade in Bezug auf die Unterschiede der einzelnen Öle (ebenso der ätherischen Öle) eher zurückhaltend mit der Anwendung der Produkte umgehen sollten.

Ferner bietet es sich an, erwärmtes Massageöl zu nutzen. Darauf reagieren die Babys positiver und es lässt sich leichter auf der Haut verteilen.

3.2   Das Ambiente

Bevor die präventive Babymassage absolviert werden kann, ist es wichtig, für die passende Atmosphäre zu sorgen. Sie hat einen großen Einfluss auf die Wirkung der Methode und steigert das Wohlbefinden des Säuglings. Hierbei sollte für das Kind eine Ruheoase entstehen, in der es sich entspannt, nicht durch andere Reize abgelenkt wird und sich nur noch auf die Massage konzentriert.

3.2.1   Der Ort zum Wohlfühlen

Kinder sind äußerst empfänglich für Lärm, Hektik oder andere störende Einflüsse. Darum ist es entscheidend, die Anwendung in

Räumlichkeiten ohne starke Geräuschkulisse abzuhalten. Stattdessen muss die Umgebung Sicherheit und Behaglichkeit vermitteln, sodass sich das Baby geborgen fühlt. Auch Stress hat bei der Massage nichts verloren, denn Säuglinge nehmen diesen als negativ wahr. Deswegen wäre es ratsam, in Räumen zu agieren, die dem Kind bekannt sind. Dadurch wird schneller eine Vertrauensbasis aufgebaut und das Baby hat weniger Schwierigkeiten, sich auf die Grifftechniken einzulassen. Gerne darf eine unaufdringliche Hintergrundmusik spielen, die den Entspannungseffekt weiter verstärkt und vom Kind auch wiedererkannt wird. Sehr schön wäre es auch, wenn die Person, die das Baby massiert, leise singt. So bekommt der kleine Erdenbürger schneller einen Bezug zu demjenigen, welcher die Massage durchführt sowie zu dem wiederkehrenden Ritual der Anwendung mit Zeit, Aufmerksamkeit und innerer Ruhe.

3.2.2 Die wohlige Raumtemperatur

Die Raumtemperatur ist genauso ausschlaggebend und liegt idealerweise zwischen 24 und 27 Grad. Die Räumlichkeiten müssen zugleich gut belüftet sein, um das Raumklima angenehm zu gestalten. Als zusätzliche Unterstützung der Babymassage bietet es sich an, einen Heizstrahler oder eine Wärmelampe zu nutzen. Selbstverständlich müssen die Heizgeräte stets außerhalb der Reichweite von Kindern positioniert werden.

3.2.3 Die positive Grundhaltung

Nicht minder bedeutsam ist jedoch die Stimmung der Anwesenden, denn erst wenn der anleitende Masseur und die Eltern Gelassenheit nach außen projizieren, wird sich auch der Säugling wohlfühlen. Die Bezugsperson agiert in diesem Fall als Vorbild und zeigt dem Baby, dass es sich entspannen kann. Kinder reagieren auf die kleinsten Veränderungen in der Körpersprache, dem Tonfall oder der Mimik, was die Massage negativ beeinflussen könnte. Darum sollte die Botschaft für Babys fortwährend signalisieren, dass etwas Positives geschieht, was Freude bereitet, wovor sich das Neugeborene nicht zu fürchten braucht und was ihm gut tun wird, während es die gesamte Zeit über den Schutz von Mama oder Papa spürt.

3.3   Der passende Zeitpunkt

Eine Babymassage braucht ein Maximum an Sensibilität, denn Säuglingen kann noch nicht ohne weiteres erklärt werden, was mit ihnen geschieht oder warum eine solche Massage stattfindet. Hier kommt es primär darauf an, die Bedürfnisse des Kindes in die Anwendung einzubetten, aufmerksam zu bleiben und sich konstant dem Gemütszustand des Babys anzupassen. Dies gilt auch für den Zeitpunkt, an dem die Babymassage beginnt.

3.3.1   Den richtigen Moment abpassen

Im Gegensatz zu herkömmlichen Praktiken lässt sich bei der präventiven Babymassage kein fester Termin vereinbaren, weil Säuglinge ihren eigenen Rhythmus haben. Im Idealfall beobachten die Eltern schon einige Wochen vor der ersten Anwendung, welche Zeitspanne für das Kind am geeignetsten ist. Dazu wäre es ratsam, einen Moment der vollkommenen Gelassenheit zu wählen. Jener ist quasi das Grundgerüst der erfolgreichen Anwendung. Wie auch im Alltag bestimmt der Gemütszustand, wie jemand auf äußere Einflüsse, unter anderem die Massagegriffe, reagiert.

Der Schlüssel zum Glück und damit zu dem Wohlbefinden des Babys durch eine tiefenwirksame Massage liegt folglich in dem passenden Augenblick. Letzterer ist natürlich bei jedem Kind unterschiedlich. Hier sind in erster Linie die Eltern gefragt, denn der Säugling kann noch nicht klar vermitteln, wann er massiert werden möchte und zu welcher Zeit er lieber seine Ruhe braucht. Einige der Eckpunkte sind die Essens- und Schlafgewohnheiten des Kindes.

3.3.2 *Mahlzeiten und Schlafenszeiten beachten*

Die Zeit, in der Babys essen oder schlafen, ist sehr wichtig. Sie helfen dem Kind, seinen Rhythmus zu finden, Stress abzubauen und sich gesund zu entwickeln. In jenem Moment sollte sich der Säugling mit nichts anderem auseinandersetzen müssen. Das bedeutet, das Baby darf auf keinen Fall direkt vor oder nach einer Mahlzeit massiert werden. Vorher würde das einsetzende Hungergefühl für Ruhelosigkeit sorgen, während der Säugling sich unmittelbar nach der Nahrungsaufnahme nicht agil genug fühlt, um die Massagepraktiken positiv zu empfangen. Ähnlich verhält es sich mit den Schlafenszeiten, denn das Baby sollte niemals im übermüdeten Zustand oder nach einem ausgiebigen Schläfchen massiert werden. Ist das Kind müde, wird es unleidlich und besitzt nicht genügend Geduld für eine wohltuende Massage, sodass jene nicht reibungslos ablaufen kann.

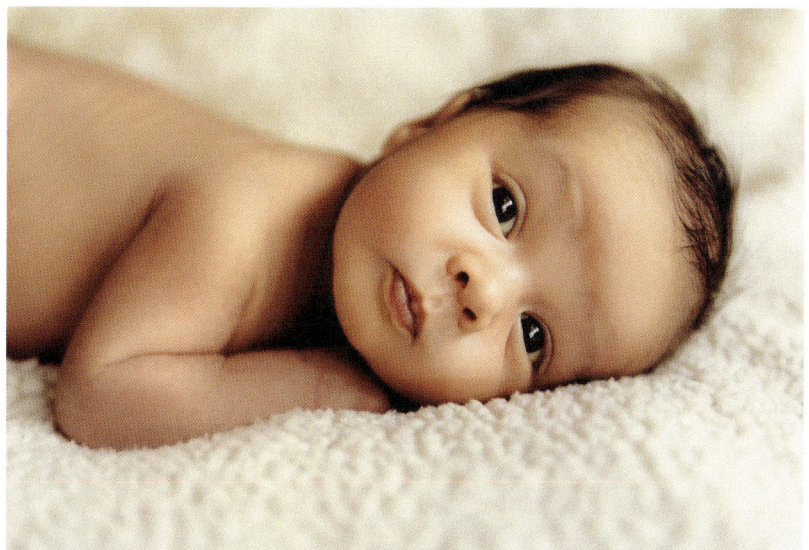

Abbildung 6: Entspanntes Baby (stock.adobe.com, Sushytska, 139138527)

3.3.3 Den Spieltrieb nicht unterbrechen

Gleichzeitig empfiehlt es sich, den Säugling nicht innerhalb seiner aktivsten Phase zu einer Babymassage einzuladen. All jene Augenblicke wirken sich auf die Bereitschaft des Kindes für die Anwendung aus. Ist es gerade agil, möchte es sich bewegen und seine Umwelt erkunden, statt ruhig zu liegen und die einzelnen Massagetechniken über sich ergehen zu lassen.

Da es jedoch für die Effektivität von großer Bedeutung wäre, die bestmöglichen Voraussetzungen zu schaffen, muss der Zeitpunkt auf solche Rahmenbedingungen achten. Vorteilhaft gestaltet sich daraufhin die Babymassage, wenn das Kind entspannt ist, sich wohlfühlt und die Mahl- sowie Schlafenszeiten weder kurz bevorstehen noch gerade absolviert worden sind.

3.3.4 Einen festen Rhythmus finden

Regelmäßigkeit ist ein tragender Baustein, der die Entwicklung eines Kindes begleiten muss. Da macht auch die Massage keine Ausnahme. Deswegen braucht sie einen stabilen Rahmen, der den Zeitpunkt bestimmt. Beobachten die Familienmitglieder den Säugling über einen längeren Zeitraum und orientieren sich an dem eigenen Tagesrhythmus, ließe sich ein solcher Moment einfach finden, was den Erfolg der Massage positiv unterstützt. Gleichermaßen sollten feste Anwendungsintervalle gewählt werden, denn für das Baby ist es wichtig, die Massage immer zu einem fixen Zeitpunkt zu erhalten.

Schließlich benötigen die Kleinen feste Rituale, um gelassen zu sein und sich an die Anwendung zu gewöhnen. Es wäre darum wunderbar, wenn es eine feste Tageszeit für diesen besonderen Moment der Aufmerksamkeit, der persönlichen Nähe und der wohltuenden Berührungen einer präventiven Babymassage gibt.

Für den Fall, dass die Eltern diesbezüglich noch unsicher sind, was speziell direkt nach der Geburt, wenn alles neu ist, häufig vorkommt, hilft meistens die betreuende Hebamme dabei, der Familie zur Seite zu stehen, die richtige Zeit für das tägliche Massageritual zu finden und zu erkennen, wie sich das Baby verwöhnen lässt.

3.3.5 Vorsicht bei Unwohlsein und Krankheit

Selbstverständlich sollte die Babymassage auch niemals zu einer Zeit durchgeführt werden, in der sich das Kind unwohl fühlt. Ist es kränklich, hat es die Nacht über nicht geschlafen oder gibt es gerade im Alltag der Familie eine drastische Veränderung? Solche

Faktoren beeinflussen den Rhythmus des Säuglings enorm und müssen bei der Methode stets bedacht werden.

So wäre es gut, die Massage gegebenenfalls für einen gewissen Zeitraum ausfallen zu lassen oder sich an den Veränderungen zu orientieren und eine andere Anwendungszeit zu wählen.

3.4 Die Lagerung des Babys

Die Babymassage schenkt dem Kind nur ein Gefühl von Entspannung und Geborgenheit, wenn sie unter den richtigen Voraussetzungen stattfindet. Dazu zählt auch eine schonende Haltung, in welcher der Säugling sich wohlfühlt. Am besten gelingt dies in direkter Nähe zu der Bezugsperson und auf einem weichen Untergrund. Die direkte Unterlage sollte dabei wasserfest sein, denn meist sind die Babys während der Massage unbekleidet.

3.4.1 Gemütlichkeit und Sicherheit – zwei tragende Elemente

Die präventive Babymassage steht unter dem Aspekt des ganzheitlichen Wohlbefindens. Erst, wenn das Kind sich beschützt fühlt und Behaglichkeit wahrnimmt, öffnet es sich für die Anwendung. Flauschige Handtücher, kuschelige Decken, ein dicker Teppich oder andere Unterlagen, die bei dem Baby positive Emotionen freisetzen, wären demnach optimal. Hier sollte allerdings nicht ausschließlich das Wohl des Kindes im Mittelpunkt stehen. Die Sicherheit ist ebenso entscheidend. Nicht jede Umgebung birgt geringe Verletzungsrisiken. Liegt der Teppich beispielsweise neben einem Treppenabsatz oder wird die Schmusedecke in der Nähe der Tischkante positioniert, versteht es sich von selbst, dass keine optimale Lagerung gegeben ist.

Hinweis: Die passende Unterlage lässt sich auch anhand der Körpersprache und Mimik des Kindes ableiten. Babys signalisieren oft, wo sie sich am wohlsten fühlen. Demzufolge zeigt ein zufriedener Säugling, dass er einen Ort für die Massage bevorzugt oder reagiert ablehnend, wenn ihm der Platz nicht gefällt.

3.4.2 Gesunde Rückenhaltung des Masseurs

Weiterhin muss das Baby so hingelegt werden, dass die Massage für die ausübende Person komplikationslos möglich ist. Immerhin sollten keine Haltungsschäden oder schmerzhafte Verkrampfungen auftreten, weil sich der Betroffene während der Anwendung verrenkt. Das schadet auch dem Neugeborenen, da die Massage nur mit viel Gefühl, Nähe und Aufmerksamkeit ausgeführt werden kann. Also dann, wenn sich die Person (z. B. Mutter oder Vater) selbst wohlfühlt. Darum richtet sich das Umfeld nach der jeweiligen Familie. Gesunde Menschen können die Massage auf dem Boden durchführen, wohingegen die Positionen auf dem Bett, Sofa oder der gepolsterten Wickelunterlage gleichermaßen geeignet sind. Infolgedessen wird erneut deutlich, dass die Babymassage für jede Zielgruppe geeignet ist und allen Interessierten einen Raum für tiefenwirksame Grifftechniken bietet.

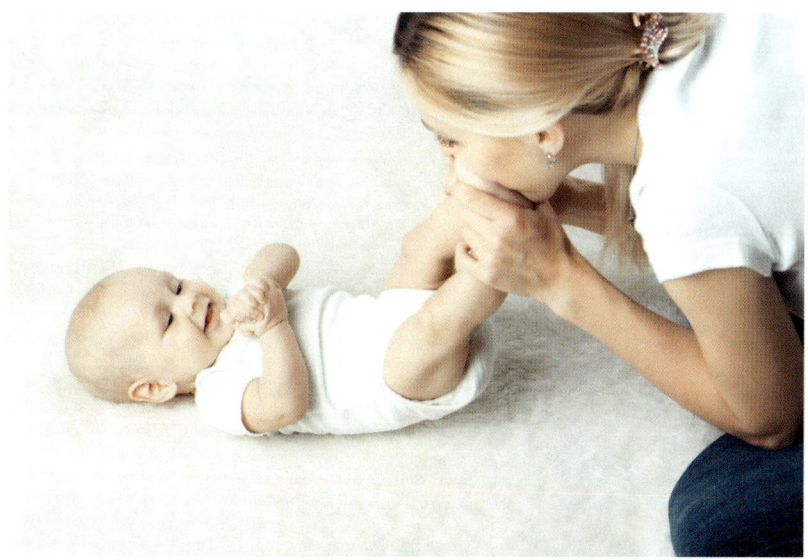

Abbildung 7: Rückenlage bei Babymassage (stock.adobe.com, Artranq, 58664745)

3.4.3 Die Haltung des Kindes

Die Art, wie das Baby gebettet wird, prägt den gesamten Massageverlauf und sollte immer einen hohen Stellenwert einnehmen. Ausschlaggebend ist:

- die gesunde Wirbelsäulenlagerung
- dass keine Überstreckung der Nackenpartie einsetzt
- dass das Baby die ganze Zeit über sicher liegt
- dass Arme und Beine nicht verrenkt werden
- dass das Kind nicht in eine Position hineingedrängt wird

Der Säugling sollte entspannt auf dem Rücken liegen, Arme und Beine entspannt neben dem Körper positionieren oder sie frei bewegen können. Der Kopf lagert nach Möglichkeit gerade, damit die Wirbelsäule eine Linie bildet. Zugleich ist es von großer Bedeutung eine Haltung zu wählen, bei der das Baby Blickkontakt zu der massierenden Person hat.

Säuglinge orientieren sich an den vertrauten Menschen, während der Augenkontakt auch für die massierende Person unverzichtbar ist, sodass wirklich eine konstante Verbindung hergestellt und auch eine eventuelle Veränderung in dem Ausdruck des Kindes frühzeitig erkannt werden kann.

Abschließend sollte klar sein, dass auch die Vorkehrungen rund um die Anwendung keinem allgemein-gültigen Prinzip folgen. Sie müssen sich in erster Linie an das Kind und dessen individuelle Voraussetzungen anpassen. Hierbei ist die Mithilfe der engsten Bezugspersonen enorm wichtig. Nur sie kennen die Bedürfnisse des Säuglings, erleben ihn im Alltag und können Ambiente, Haltung, Rahmenbedingungen sowie Zeitpunkt gezielt danach auswählen.

Übung: Versuchen Sie Ihr Kind in einer ruhigen Minute oder während der Spielzeit einmal behutsam in die richtige Position zu drehen. Üben Sie keinen Druck aus, sondern warten Sie, bis das Baby von allein die Bereitschaft signalisiert. Wiederholen Sie diese Aktion immer wieder auf zwangloser Basis innerhalb der gemeinsamen Momente, so lernt der Säugling, jene als vertraut zu empfinden.

3.5 Zusammenfassung

Die Vorbereitung für eine Babymassage ist richtungsweisend für die Anwendung, denn ohne sorgfältige Planung kann die Technik nicht ihre komplette Wirkung entfalten. Dabei sollte stets ein passendes Massageöl genutzt werden, um die einzelnen Bewegungsabläufe fließend durchzuführen und zugleich die empfindliche Babyhaut zu pflegen.

Empfehlenswert sind pflanzliche Basisöle mit exzellenten Rohstoffen wie Mandelöl oder Jojobaöl. Öl-Varianten mit künstlichen Zusatzstoffen, wässrige Cremes oder klassisches Babyöl dürfen dagegen nicht zum Einsatz kommen ebenso wenig wie Ausführungen mit starken Aromen. Selbstverständlich muss die Hautverträglichkeit zuvor an einer weniger empfindsamen Stelle getestet werden und es erweist sich als vorteilhaft, das Öl im Vorfeld leicht anzuwärmen.

Die Umgebung ist gleichermaßen wichtig, denn Babys bevorzugen eine Atmosphäre, die Geborgenheit repräsentiert und einladend wirkt. Vertraute Elemente, eine wohlige Temperatur mit rund 24–27 Grad und die positive Grundhaltung der Bezugspersonen sind entscheidend, wohingegen jegliche Form von Stress, Lärm oder ein zu kühles sowie zu heißes Raumklima vermieden werden sollten. Daraufhin gilt es, den passenden Zeitpunkt zu finden.

Babymassagen sind direkt vor oder nach den Ruhe- und Mahlzeiten, mitten in der aktiven Spielphase oder wenn sich das Baby kränklich fühlt, eher negativ. Dagegen erweisen sich ein Moment der Gelassenheit und die festen Rituale, wenn die Anwendung an den Säugling herangetragen wird, als die idealen Voraussetzungen für die tiefenwirksame Praktik. Jene sollte in einer optimalen

Position absolviert werden, bei welcher sowohl das Baby als auch die massierende Person keine Fehlhaltung eingehen. Gerade der Säugling darf den Nacken nicht überstrecken, die Wirbelsäule muss die notwendige Stabilisierung erhalten und die Bezugsperson darf zu keiner Zeit den Blickkontakt verlieren. Als Unterlage eignen sich weiche Untergründe so wie Decken, Handtücher oder ein Teppich, wobei es gut wäre, wenn das Kind seine eigenen Kuscheldecken innerhalb der Massage wiederfindet. Die Technik ließe sich infolgedessen auf dem Boden, Sofa oder Bett anwenden. Auch eine wasserfeste Unterlage als Untergrund ist vorteilhaft, gerade dann, wenn sich das Baby ohne Kleidung oder nur mit einer Windel am wohlsten fühlt.

Das dritte Kapitel von unserem Leitfaden hat Ihnen nun also gezeigt, wie bedeutsam die Vorbereitungen für eine qualitativ sehr gute, vor allem nahe und individuelle Babymassage sind, auf was es bei der Wahl des Massageöls ankommt, wie Sie dem kleinen Erdenbürger eine wohlige Umgebung schaffen und welche Kriterien bei der Lagerung sowie dem passenden Moment überwiegen. Sicher konnten Sie das Konzept der Babymassage inzwischen noch besser nachvollziehen und haben die erlernten Fakten des dritten Kapitels gedanklich mit den neuen Informationen verknüpft. Ausgestattet mit diesem Fachwissen dürfen Sie sich dem dritten und letzten Teilbereich der präventiven Babymassage widmen, um schlussendlich in die Praxis der Anwendung einzusteigen. Zuvor dürfen Sie aber Ihre Kompetenzen bezüglich der Vorbereitung in den nun kommenden Aufgaben zur Selbstprüfung nutzen.

Wir wünschen Ihnen erneut viel Erfolg!

3.6 Aufgaben zur Selbstprüfung

Nachdem nun auch dieses Kapitel von Ihnen erfolgreich durchgearbeitet wurde, sollen die nachfolgend aufgeführten Fragen dazu beitragen, Ihre Kenntnisse zu manifestieren und sich abermals mit den Wissenselementen des Kapitels zu beschäftigen.

Wie im vorherigen Kapitel steht hier ebenfalls das Sachverständnis im Mittelpunkt. Konnten Sie jedes Detail nachvollziehen, sind Dinge unklar oder müssen doch noch einmal wiederholt werden?

Die Bearbeitung der Fragen auf der folgenden Seite wird Ihnen darüber Klarheit verschaffen.

Wir wünschen Ihnen gutes Gelingen!

1. Welche Massageöle sollten angewandt werden? Markieren Sie
   die Antworten mit r=richtig und f=falsch:

   a) Klassisches Babyöl
   b) Pflanzliches Basisöl
   c) Ätherische Öle

2. Welche Eigenschaften sollten die Massageöle besitzen?
   Markieren Sie die Antworten mit r=richtig) und f=falsch).
   Es können auch mehrere Aussagen zutreffen.

   a) Hautpflege, Schutz vor Irritationen, Unterstützung
      rhythmischer Massagegriffe
   b) Schnell einziehend, feuchtigkeitsspendend, exzellente
      Rohstoffe
   c) Intensives Aroma, durchblutungsfördernd,
      kreislaufanregend

3. Wie entsteht die richtige Umgebung für eine Babymassage?
   Markieren Sie die Antworten mit r=richtig und f=falsch.
   Es können auch mehrere Aussagen zutreffen.

   a) Kindgerechte Aufmachung, vertraute Elemente
   b) Leise Hintergrundmusik
   c) Sterile Einrichtung
   d) Räucherstäbchen für den angenehmen Raumduft

4. Welche Raumtemperatur muss eingehalten werden?
   Markieren Sie die Antworten mit r=richtig und f=falsch:

   a) 20–23 Grad
   b) 24–27 Grad
   c) 28–30 Grad

Für Ihre Notizen …

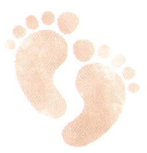

• LERNZIELE •

In diesem Abschnitt erfahren Sie ...

☑ Wie ein Vorgespräch die Massagequalität
verbessern kann

☑ Welche Vorkehrungen getroffen werden müssen

☑ Was die Vormassage auszeichnet

☑ Wie die Massage für Kopf und Gesicht wirkt

☑ Was Sie für die Massage der Brust beachten
sollten

☑ Worauf Sie bei der Massage für Arme und Hände
achten müssen

☑ Mit welcher Vorsicht die Bauchmassage
stattfindet

☑ Wie die Anwendung an den Beinen und Füßen
absolviert wird

☑ Was eine Rückenmassage ausmacht

☑ Die Bedeutung der Asanas

☑ Alle entscheidenden Kriterien zur Babymassage
in der Zusammenfassung

Ablaufdarstellung und Grifftechniken der Massage

Das vierte Kapitel der Babymassage widmet sich der Praxis und erläutert ausführlich, wie eine tiefenwirksame Anwendung abläuft.

Während der theoretische Teil dazu beiträgt, Ihnen die Besonderheiten und das Konzept der Massage näher zu bringen, baut die Technik auf jenem, genannten Fundament auf, das Ihnen vor Augen führt, wie Babys durch die verschiedenen Übungen verwöhnt werden können. Daraus entsteht ein harmonisches Gesamtbild, das den Säuglingen zu einem Augenblick der vollkommenen Entspannung verhilft.

4.1   Das Vorgespräch

Die Babymassage stützt sich auf zwei wichtige Elemente: professionelle Grifftechniken und Achtsamkeit. Gerade Letztere lässt sich jedoch nicht ausschließlich durch die Liebe zu dem Kind gewährleisten. Es ist ebenfalls notwendig, fachliche Kompetenzen zu besitzen.

Diese beinhalten dafür auch ein ausführliches Anamnesegespräch mit einem erfahrenen Experten, unter anderem der betreuenden

Hebamme. So lassen sich alle Unklarheiten vorab aus dem Weg räumen und negative Begleiterscheinungen werden umgangen.

4.1.1 Wesentliche Aspekte zuvor zusammentragen

Im Zusammenhang mit der Kontaktaufnahme wäre es ratsam, schon einmal aufzulisten, welche Themen für die Eltern wichtig sind oder wo Fragen bestehen. Des Weiteren muss die Bezugsperson alle wesentlichen Fakten rund um das Baby zusammentragen.

- Handelt es sich um ein kerngesundes Kind oder liegen eventuelle Disharmonien im Bewegungsapparat vor?
- Hat es Entwicklungsstörungen oder Allergien?
- Wird die Massage als Prävention wahrgenommen oder soll sie bestimmte Symptome wie Schlaflosigkeit lindern?
- Ist das Neugeborene eher aktiv oder sensibel?

Solche Fragen müssen das erste Gespräch begleiten, denn je detaillierter die Kommunikation zwischen betreuendem Experten – wie oben erwähnt zum Beispiel einer Hebamme – und den Eltern ausfällt, desto wirksamer kann die präventive Babymassage werden.

4.1.2 Beiderseitige Transparenz als Fundament

Die Transparenz ist allgegenwärtig, und zwar von beiden Seiten. Während die Familie folglich genau formulieren muss, was sie von der Massage erwartet, was sie verunsichert oder welche Besonderheiten ihr Kind charakterisieren, damit der Gelehrte jene in das Konzept, welches er den Eltern als Anleitung unterbreitet, einbauen kann,

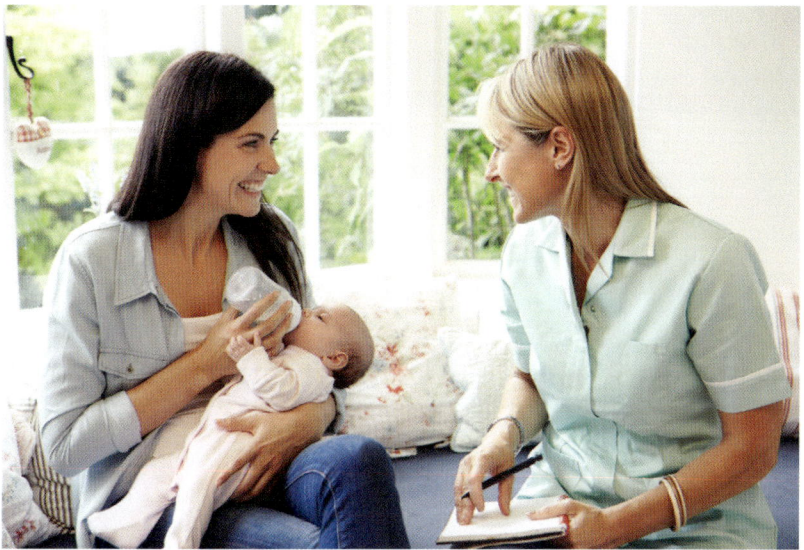

Abbildung 8: Vorgespräch Mutter/Therapeut (stock.adobe.com, Monkey Business, 74807487)

muss er wiederum bereit sein, zu erläutern, was bei der Massage durch die Bezugsperson geschieht und wie sie sich auswirkt. Hierzu gehören auch die Risiken, Rahmenbedingungen und weitere Eckpunkte, die für eine tiefenentspannende Anwendung von Bedeutung sind.

4.1.3 Seriosität als Richtungsweiser

Die Qualität der Massagen für Babys hängt sicherlich nicht nur von den korrekten Grifftechniken, der Vorbereitung und der Ko-operation von Eltern sowie Kind ab. Auch der Lehrende, der die Praktik begleitet, sollte diverse Eigenschaften vorweisen. Neben der lückenlosen Fachkompetenz in Bezug auf Theorie und Praxis, die Sie unter anderem durch unseren Kurs erlernen, sind dabei Empathie und Verantwortungsbewusstsein gefragt.

Ein vorbildlicher Kursleiter geht auf die Bedürfnisse, Ängste oder Unklarheiten der Familie ein, ist kommunikativ und stets darum bemüht, eine Basis zu schaffen, mit welcher die Babymassage zu einem angenehmen Erlebnis wird. Selbstverständlich gehört der Bezug zu Kindern, Geduld und Toleranz genauso zu den Kriterien, die ein Lehrender mit sich bringt.

Dies lässt sich nur noch durch ein seriöses Auftreten und Selbstsicherheit abrunden. Zwei Charakteristiken, die den Eltern ein gutes Gefühl vermitteln, dass sie auf den Kursleiter vertrauen dürfen. Wie ließe sich eine bessere Plattform für die Massage ebnen als durch Zuverlässigkeit, Sympathie und Sensibilität? Im Idealfall begegnen sich beide Parteien in einer Umgebung, die auch später als Massageort genutzt wird. Das Baby sollte ebenfalls anwesend sein, denn so kann es der Gelehrte kennenlernen und sich selbst ein Bild darüber machen, wie die Massage für den Säugling von den Eltern am besten angewandt werden sollte.

4.1.4 *Konstruktive Kritik annehmen*

Auch die Eltern müssen ihrerseits kritikfähig sein, denn die Aufgabe des Lehrenden liegt nicht nur darin, die Babymassage theoretisch zu schildern. Er wird gleichzeitig praktische Anregungen liefern und die Familie bei Bedarf auf eine inkorrekte Haltung, fehlerhafte Grifftechniken oder verbesserungsfähige Verhaltensweisen während der Massage aufmerksam machen. Dies dient alles der Verbesserung der Massagequalität. Letztlich muss allerdings die Chemie stimmen. Wer einander unsympathisch ist, wird trotz Expertise keine gemeinsame Basis für die Anwendung finden.

4.1.5 Anleitung befolgen

Der Kursleiter gibt die Richtung der Babymassage vor, wobei er das Konzept an den gesundheitlichen Voraussetzungen orientiert, die das jeweilige Baby hat. Die Eltern indessen führen die Massage aus und sollten darum die Abläufe und Vorgaben des Experten beachten. Falls etwas unklar ist, empfiehlt sich eine sofortige Rücksprache, damit die Praktik nicht zu ungewünschten Begleiterscheinungen führt. Das Tempo spielt keine Rolle, wichtiger wäre, jede Übung korrekt zu erlernen und auszuführen.

4.2 Grundlegende Kriterien für die Massage

Bei einer präventiven Babymassage kommt es vor allem auf Feingefühl und Fachwissen an, doch es gehört auch Geduld zu der Anwendung, weil sie sich nicht planen lässt. Im Zentrum steht das Wohlgefühl des Kindes, weswegen jede Massage zwei Grundregeln folgen sollte, nämlich:

1. **Mit dem Kind statt an dem Kind**
   Das Baby gibt bei der Massage die Richtung vor. Nur seine Bereitschaft, die Grifftechniken anzunehmen, zählt. Daher werden jene Anwendungen nicht an dem Kind vollzogen, sondern mit ihm als Einheit.

2. **Die Massagerichtungen beachten**
   Alle Bewegungen verlaufen in ausleitender Richtung, das bedeutet vom Kopf beginnend in Richtung der Extremitäten oder bezogen auf die jeweiligen Körperbereiche von der Körpermitte zu der Außenseite des Körpers.

Hinweis: Insofern die Durchblutung des Kindes durch die Massage gesteigert werden soll oder es eine der Grifftechniken explizit vorsieht, ist das Massieren von herzfern zu herznah wichtig. Auf diese Weise erhält das Herz eine direkte Unterstützung darin, das Blut leichter durch den Körper zu pumpen.

4.2.1 Ergänzende Rahmenbedingungen

Ferner finden sich einige Aspekte, die vor dem Beginn der Babymassage stimmen müssen. Hierfür empfiehlt es sich, eine Art Checkliste zu verfassen, damit auch kein wichtiger Punkt außer Acht gelassen wird. Sie könnte wie folgt aussehen:

- Kontrollieren Sie die Raumtemperatur
- Kommunizieren Sie mit dem Baby und erklären Sie, was mit ihm geschieht
- Wärmen Sie das Massageöl kurz an
- Legen Sie die passenden Unterlagen zurecht (wasserfest)
- Schaffen Sie dem Kind eine ruhige Atmosphäre
- Wählen Sie die richtige Hintergrundmusik oder singen Sie
- Ziehen Sie das Baby bis auf die Windel aus
- Achten Sie auf eine angenehm-warme Temperatur Ihrer Hände
- Warten Sie den optimalen Moment ab

Erst wenn Sie jene Aspekte berücksichtig haben, können Sie mit der wohltuenden Babymassage beginnen.

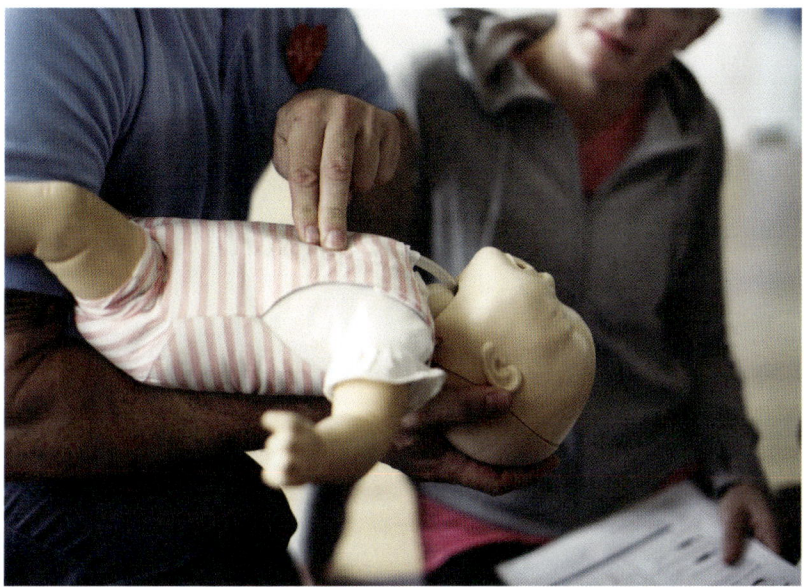

Abbildung 9: Massage am Modell (stock.adobe.com, Rawpixel.com, 179213729)

Erneuter Hinweis: Die Anwendung darf auf keinen Fall von einem Therapeuten oder Masseur absolviert werden. Dies hat auch versicherungstechnische Gründe und gilt als Richtlinie für jede Babymassage. Der Experte kann keine Haftung übernehmen. Jede Grifftechnik wird also **NUR** von den Eltern oder den engsten Bezugspersonen unter Anleitung des Profis durchgeführt. Er selbst agiert **IMMER** an einer Modell-Puppe statt direkt am Kind!

4.2.2 Die Babymassage ausführen

Die kommende Anleitung zur Babymassage wurde anhand unseres Lernvideos verfasst und orientiert sich demzufolge an dessen Ablauf. Somit sollen Ihnen die Informationen und grundlegenden

Techniken der Anleitung verdeutlicht werden. Bedenken Sie aber, dass eine präventive Babymassage äußerst facettenreich ist und deshalb in der Praxis variieren kann.

Übungen, Reihenfolge und Dauer sind abhängig von dem Baby sowie dessen Bedürfnissen. Folglich können Sie die, unten stehenden, Praktiken durch weitere Elemente vervollständigen oder abwandeln. Außerdem sollten während der Durchführung einzelner Abläufe 2–3 Wiederholungen jeder Bewegung stattfinden.

4.3 Die Vormassage

Die Vormassage eröffnet nach dem Anamnesegespräch die Anwendung und dient, um das Kind auf die Grifftechniken einzustimmen sowie sich selbst mit der Babymassage vertraut zu machen. Die erste Übung wird als „nah und fern" bezeichnet.

4.3.1 Nah und Fern

Halten Sie das Baby in einem sicheren Griff unter den Armen und strecken Sie es sanft in die Ferne. Ziehen Sie es dann behutsam zu sich heran. Drücken Sie das Kind kurz an sich und vermitteln Sie ihm somit Geborgenheit sowie Schutz. Die Berührungen haben gleich mehrere Aufgaben, denn sie sollen dem Baby ein Gefühl von Nähe und Distanz (Ferne) verdeutlichen sowie es spielerisch mit dem Abschied und der Wiederkehr konfrontieren. Weiterhin erhält es ein Gespür für die horizontale Ebene und kann durch den engen Kontakt während der Halteposition den Herzschlag fühlen.

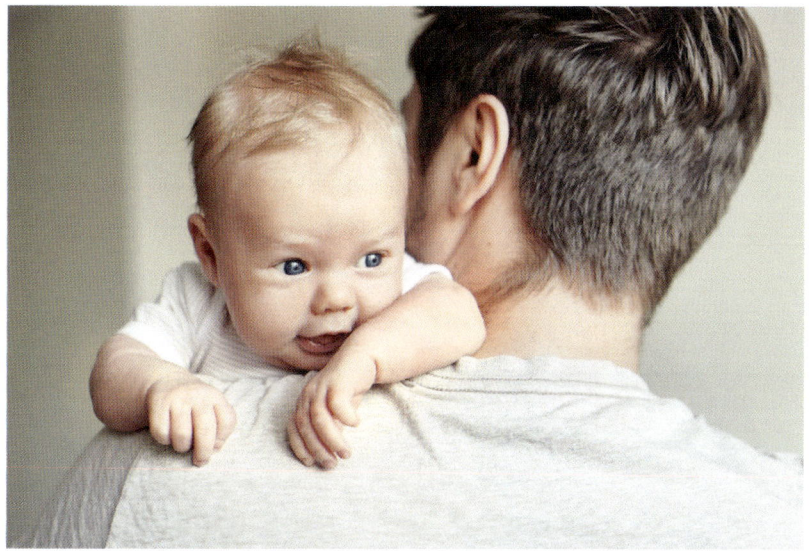

Abbildung 10: Nähe austauschen (stock.adobe-com, Timonko, 107261704)

4.3.2 Berg- und Talbahn

Die zweite Bewegung der Vormassage nennt sich Berg- und Talbahn. Hier halten Sie das Baby in Rückenlage mit sicherem Griff, wozu eine Hand unter dem Gesäß und die zweite im Nacken positioniert werden.

Kontrollieren Sie, ob die Wirbelsäule richtig gelagert wurde, keine Überstreckung vorliegt und der Nacken ausreichend Stabilisierung hat.

Darauffolgend beginnen, Sie das Kind ähnlich einer Berg- und Talfahrt hin und her zu bewegen. Ziel ist es, den Druck der Körperflüssigkeiten auszugleichen und dem Baby eine Möglichkeit zu geben, sein Umfeld wahrzunehmen. Die Bewegung wird mit sanftem Rhythmus absolviert.

4.3.3 Hoch und runter

Die Berg- und Talbahn geht fließend in die dritte Übung über, nämlich hoch und runter. Behalten Sie den stabilen Griff unter Nacken und Po bei, bewegen Sie das Baby jetzt aber behutsam hoch und wieder runter. Auf diese Weise helfen Sie dem Säugling, auch die vertikale Ebene kennenzulernen. Außerdem wirken die Bewegungen beruhigend und das Baby sammelt erste Erfahrungen mit einer Stabilisierung bei sitzenden Positionen.

4.3.4 Fliegen

Das Fliegen gilt als eine der beliebtesten Bewegungen bei Kindern und vermittelt sowohl ein Freiheitsgefühl als auch Sicherheit. Ebenso wird die horizontale Ebene abermals erschlossen. Dafür drehen Sie das Baby zurück in die Bauchlage, stützen den Kopf und vergewissern sich, dass das Kind bequem sowie stabil in Ihren Armen liegt. Starten Sie nun die Übung und führen Sie Bewegungen aus, die dem Fliegen gleichen. Drehen Sie dafür Ihren Oberkörper gleichmäßig nach links und rechts.

4.3.5 Mamas/Papas Körper

Diese Übung beendet die Vormassage. Legen Sie das Baby dabei beschützend an ihren Bauch und streicheln Sie sanft über seinen Rücken sowie das Köpfchen. So spürt das Kind den Herzschlag seiner Bezugsperson.

Diese Nähe zu dem Körper symbolisiert Liebe, Schutz sowie Geborgenheit, was beruhigend auf das Neugeborene wirken kann und es optimal auf die nachfolgenden Massagetechniken einstimmt.

4.4 Massage für Kopf und Gesicht

Die eigentliche Babymassage fängt im Bereich von Kopf und Gesicht an. Legen Sie das Kind sicher auf den Rücken, wo es eigenständig liegen darf, und streichen Sie sanft über dessen Kopf. Somit kann sich das Baby langsam an die ungewohnten Berührungen gewöhnen.

4.4.1 Der Kopf

Ölen Sie nun den Kopf mit tätschelnden Bewegungen der flachen Hand sanft ein. Beginnen Sie danach, den Kopf zu „shampoonieren" und führen Sie ganz behutsame Bewegungen aus, die an das Haare waschen erinnern. Streichen Sie dann in Richtung der Ohren und massieren Sie auf beiden Seiten gleichzeitig die Ohrkörper sowie ganz vorsichtig auch die Ohrläppchen.

4.4.2 Die Stirn

Anschließend lassen Sie Ihre Hände behutsam über die Stirn gleiten. Verfahren Sie immer von der Mitte nach links und rechts, wenden Sie keinen Druck an. Mindestens eine Hand muss jeweils Kontakt zum Baby halten.

4.4.3 Augenbrauen, Nase, Mund

Jetzt absolvieren Sie die zärtlichen Streichungen über die Augenbrauen. Nutzen Sie Ihre Finger statt der ganzen Hand und streichen Sie von der Augenbrauenwurzel beginnend nach außen weg.

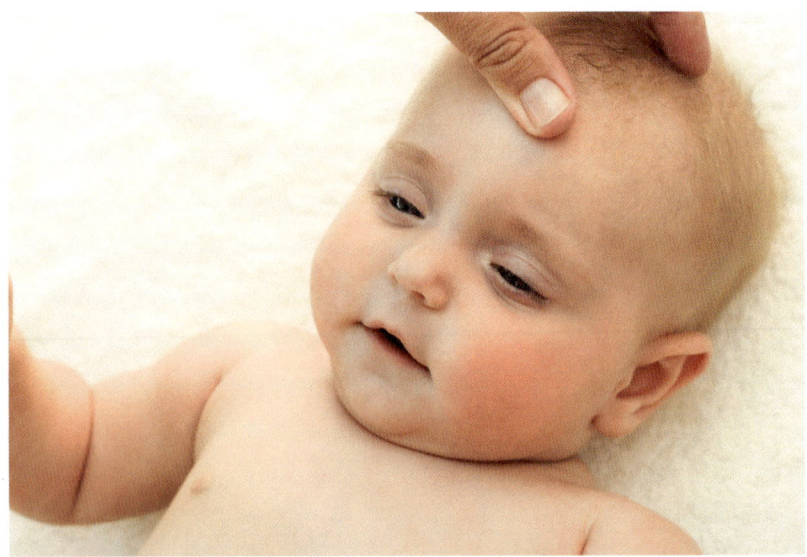

Abbildung 11: Massage für Kopf und Gesicht (stock.adobe.com, Victoria M, 74738431)

Verbleiben Sie noch ganz sanft sowie angenehm mit kreisförmigen Streichungen an beiden Schläfen.

Führen Sie dann die sanften Streicheleinheiten direkt von den Schläfen zu den Brauen und über die Nase fort, bis Sie den Mund des Kindes erreichen.

Vollziehen Sie am Mund nun leichte Kreisungen im Bereich der Ringmuskulatur. Dadurch aktivieren Sie das ganze Gesicht.

Danach widmen Sie sich den Wangen und lassen die Finger vorsichtig über die Wangenpartie kreisen.

4.4.4 Abschluss

Am Ende der Massage für Kopf und Gesicht legen Sie Ihre Hände erneut seitlich auf das Köpfchen des Kindes und geben sie ihm sowie sich selbst einen Moment der Ruhe und Besinnung. Sie können auch andere Griffe bzw. Berührungen als Abschluss nutzen – soweit im Video dargestellt – denn Sie sind in der Ausführung der präventiven Babymassage weitestgehend flexibel, solange das Kind die Anwendung als angenehm wahrnimmt.

> **Hinweis:** Das Baby wird während der Anwendung deutlich mittels Körpersprache, Mimik oder Laute des Unwohlseins sowie der Zufriedenheit darüber signalisieren, welche Bewegungen für es angenehm bzw. unangenehm sind. Orientieren Sie sich daran für jede kommende Massage.

4.5 Massage für die Brust

Die Massage der Brust sollte ebenfalls langsam, sanft und stressfrei absolviert werden.

Legen Sie anfänglich beide Hände flach auf die Brust des Kindes und streichen Sie daraufhin behutsam vom Brustbein parallel zu der linken sowie rechten Körperhälfte aus.

Diese Bewegung erinnert an das Glattstreichen von Buchseiten und wird deswegen auch „offenes Buch" genannt.

Halten Sie dabei fortwährend den Blickkontakt zu dem Kind und üben Sie keinerlei Druck aus.

4.5.1 Diagonale Streichungen Teil 1

Darauffolgend positionieren Sie eine Hand an der Körperseite des Babys und streichen mit der zweiten diagonal über den Brustkorb.

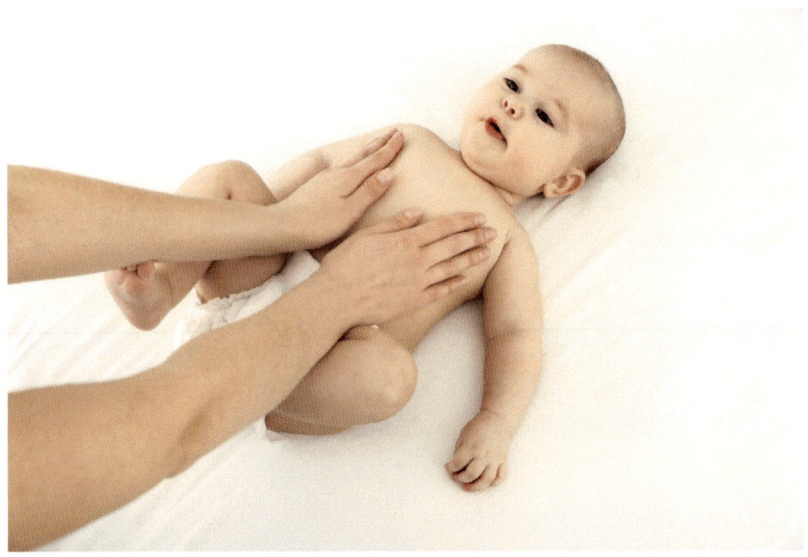

Abbildung 12: Ausstreichen der Brust „offenes Buch" (stock.adobe.com, New Africa, 270447931)

Dazu starten Sie an der linken Hüfte und fahren behutsam über den Brustkorb bis zu der rechten Schulter und umgekehrt. Wichtig ist, das Ausstreichen nicht abrupt zu beenden. Stattdessen fahren Sie von dem Schulterblatt fort und streichen auch die Nackenpartie aus. Dies hilft dem Säugling, ein angenehmes Gefühl zu verspüren und berücksichtigt die Ganzheitlichkeit der Babymassage.

4.5.2 Diagonale Streichungen Teil 2

Die Teilanwendung für die Brust endet dann erneut mit einer diagonalen Streichbewegung. Beginnen Sie dieses Mal an der linken Schulter und enden Sie an der rechten Hüfte. Wechseln Sie danach zu der linken Schulter und absolvieren Sie dieselben Streichungen.

Agieren Sie immer rhythmisch und lassen Sie die Bewegungen fließend ineinander übergehen.

4.6   Massage für Arme und Hände

Die Massage der Arme und Hände sollte entweder in Rücken- oder Seitenlage des Kindes angewandt werden. Von großer Bedeutung erweist es sich hier, dass die Position für den Säugling bequem ist.

4.6.1 Armmassage

Zur Einstimmung auf die Praktik führen Sie sanfte Streichungen aus, die den gesamten Arm von oben nach unten berühren.

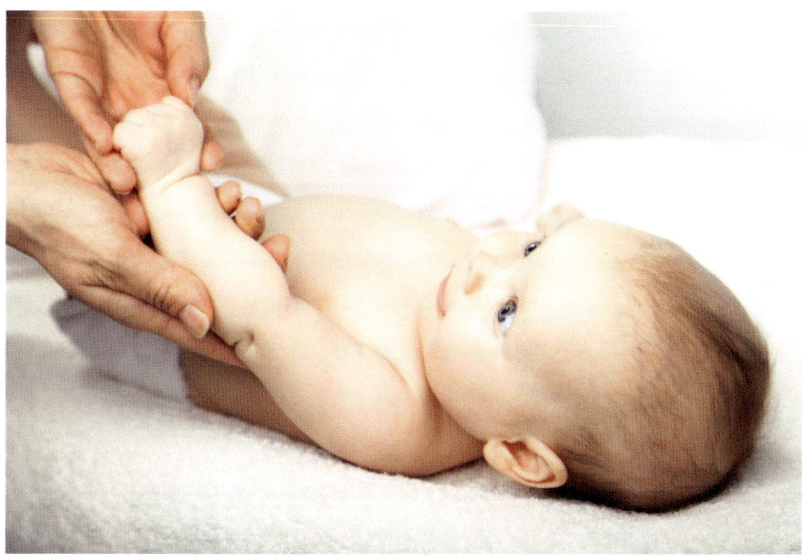

Abbildung 13: Massage Arm und Hand (stock.adobe.com, Dmitry Naumov, 83781889)

Beginnen Sie mit der rechten Schulter und achten Sie auf gleichmäßige Bewegungen.

4.6.2 Auswringen

Nun umschließen Sie den Arm mit beiden Händen und üben behutsame Verwringungen bzw. Verdrehungen aus. Diese starten ebenfalls am Oberarm und wandern langsam bis zu de**m** Handgelenk.

4.6.3 Massage von Handgelenk und Handfläche

Schenken Sie dem Baby einen Wohlfühlmoment durch die Handmassage und verwöhnen Sie die Vorderseite des Handgelenks mit alternierenden Streichungen, die wechselseitig stattfinden dürfen. Nutzen Sie hierfür am besten Ihre Daumen und beziehen Sie die ganze Hand mit ein. Danach drehen Sie jene um und verfahren ähnlich an der Innenseite des Handgelenks.

Massieren Sie ebenfalls oberhalb des Handgelenks, denn dieser Bereich wird bei Massagen als besonders angenehm empfunden. Deshalb lautet seine Bezeichnung auch „Zone der Freude".

Berühren Sie die Handinnenfläche mit Ihrem Finger und üben Sie leichte Streichungen aus, auch Auffalten genannt. Dies bewirkt, dass sich der Greifreflex aufhebt und die Hand öffnet.

4.6.4 Massage der Finger

Sobald sich die Handinnenfläche entfalten konnte, absolvieren Sie die Fingermassage. Lassen Sie zuerst den Daumen des Kindes kreisen, massieren Sie die Fingerkörper und verwöhnen Sie daraufhin jeden Finger mit den sanften Kreis-Bewegungen sowie Massagen. Zum Abschluss streichen Sie noch einmal alle Finger, das Handgelenk und den gesamten Arm aus, ehe Sie auf die linke Seite wechseln und die Übungen nach gleichem Muster wiederholen.

4.7 Massage für Bauch

Auch bei der Bauchmassage bleibt das Baby in Rückenlage, die Beine sind leicht angewinkelt. Im Idealfall kann es jene gegen die Beine oder den Bauch der massierenden Person stützen.

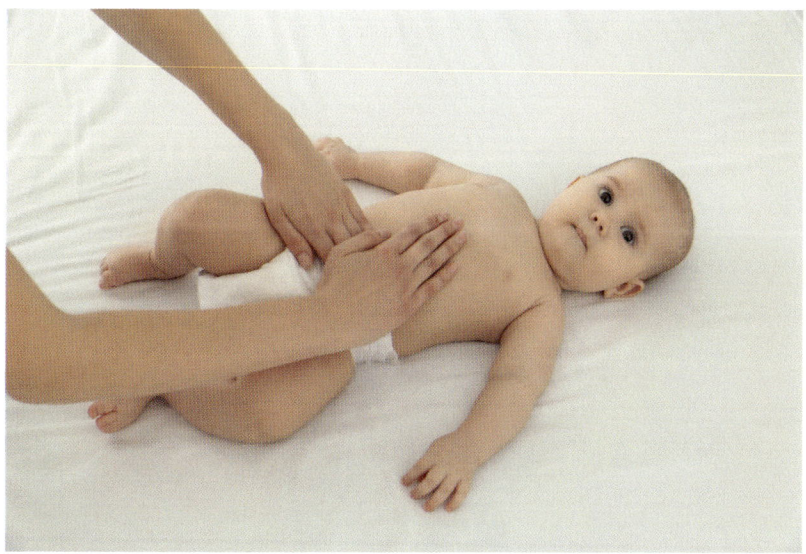

Abbildung 14: Bauch ausstreichen (stock.adobe.com, New Africa, 268180388)

4.7.1 Ausstreichungen

Die Hände werden flach auf den Bauch gelegt. Gerne dürfen sie leicht übereinander liegen. Jetzt streichen Sie gleichmäßig vom Bauch über die Beine bis zu den Füßen aus.

4.7.2 Massage des Kreuzbeines

Greifen Sie behutsam beide Beine des Kindes mit einer Hand und heben Sie das Gesäß leicht an. Achten Sie darauf, dass die Wirbelsäule und der Kopf sicher gelagert werden. Wandern Sie mit der freien Hand an das Kreuzbein des Babys und streichen Sie zärtlich bis zu dem Steißbein aus. Die Beine bleiben angewinkelt. Diese Technik dient dazu, das wichtige Zusammenspiel zwischen der Bauchmuskulatur und den nervalen Verbindungen, die aus dem Bereich der unteren Wirbelsäule entspringen, zu aktivieren.

4.7.3 Ausstreichen im Uhrzeigersinn

Anschließend nimmt das Kind wieder eine entspannte Rückenlage ein. Streichen Sie jetzt mit dem Finger im Uhrzeigersinn über den Dickdarmbereich. Dadurch können eventuelle Bauchkrämpfe oder Blähungen gelindert werden.

Tipp: Etwas Senf- oder Kümmelöl als Massagezusatz könnten die Wirkung auf den Dickdarm noch steigern.

4.8 Massage für Beine und Füße

Auch hier lagert das Baby auf dem Rücken und nimmt eine entspannte sowie stabile Haltung ein. Sie streichen erst das Bein aus, beginnend bei dem linken und absolvieren gleichmäßige Streichungen von dem Oberschenkel über das Knie bis zu dem Fuß.

4.8.1 Das Wringen

Anschließend starten Sie wieder mit dem Auswringen, welches Sie bereits bei den Armen angewandt haben. Agieren Sie immer vom Schenkel in Fußrichtung.

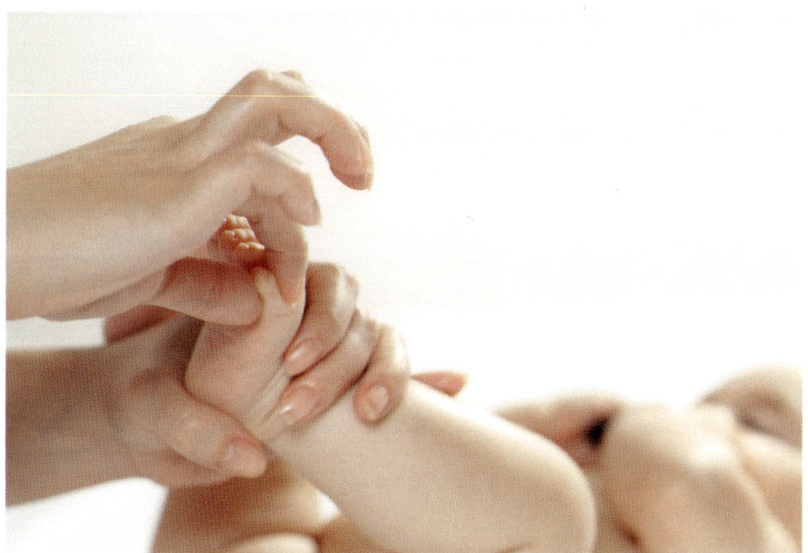

Abbildung 15: Zehen-Massage (stock.adobe.com, taramara78, 76417198)

4.8.2 Fuß- und Zehenmassage

Führen Sie sanfte Streichungen über die Ferse bis zu den Zehen aus. Warten Sie, dass sich der Fußgreifreflex einstellt und wieder löst (Auffalten).

Widmen Sie sich den Zehen, wobei Sie anfänglich den großen Zeh sanft kreisen lassen und dadurch mobilisieren. Danach wiederholen Sie dies mit jedem weiteren Zeh, massieren jene vorsichtig und bewegen behutsam die Gelenke.

Definition: Der Greifreflex ist ein motorisch-veranlagtes Reaktionsmuster, welches bei Neugeborenen unbewusst stattfindet. Ursprünglich wurde angenommen, dass er für das klammernde Festhalten an der Mutter verantwortlich sei. Er zeigt ein kraftvolles Zupacken der Hand oder ein Krümmen von Fußsohle sowie Zehen, wenn eine Berührung erfolgt. Der Greifreflex bezieht sich primär auf Babys in den ersten Lebensmonaten und verschwindet mit zunehmendem Alter komplett.

4.8.3 Massage des Sprunggelenks

Umkreisen Sie das Sprunggelenk sanft mit beiden Händen von innen nach außen. Wechseln Sie danach zu der rechten Seite und wiederholen Sie die Grifftechniken analog zu der linken Seite.

4.8.4 Energieabgabe

Dieser Abschnitt der Babymassage endet mit einem Moment der Ruhe und der Energieübertragung. Greifen Sie mit Daumen und Zeigefinger an die Spitze der großen Zehen und strecken Sie die

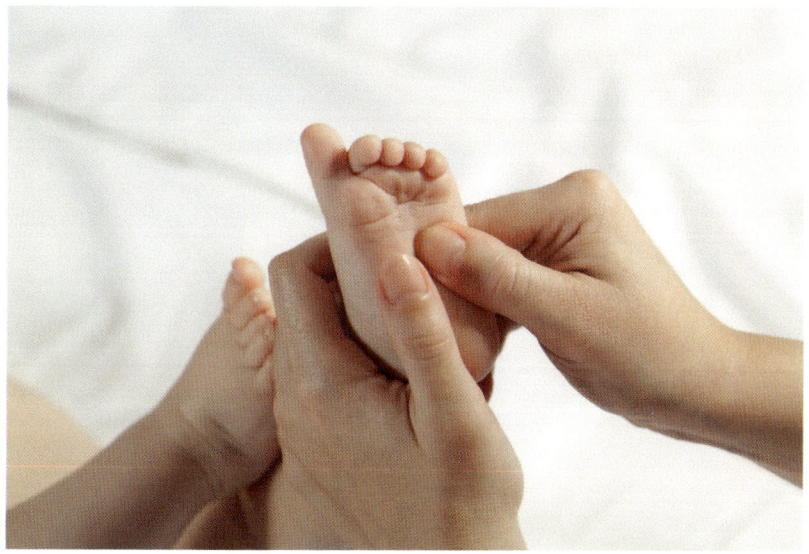

Abbildung 16: Fußgreifreflex (stock.adobe.com, taramara78, 75542082)

Beine des Kindes. Verharren Sie einige Minuten in dieser Position, damit sich das Kind entspannen kann. Außerdem hilft jener Griff, Energieblockaden zu lösen und neue Energie an das Baby abzugeben.

4.9 Massage des Rückens

Die Rückenmassage wird in Bauchlage durchgeführt, weswegen das Kind erst behutsam in die richtige Position gebracht werden muss.

Auch hier sollten Sie auf die korrekte Lagerung von Kopf und Wirbelsäule achten, bevor Sie mit den eigentlichen Grifftechniken beginnen.

4.9.1 Parallel-Streichungen

Zu Beginn wenden Sie sanfte Streichungen an, die mit beiden Händen parallel stattfinden und den gesamten Rücken ansprechen. Wandern Sie von den Schulterblättern zu dem Po und agieren Sie mit gleichmäßigen Bewegungen.

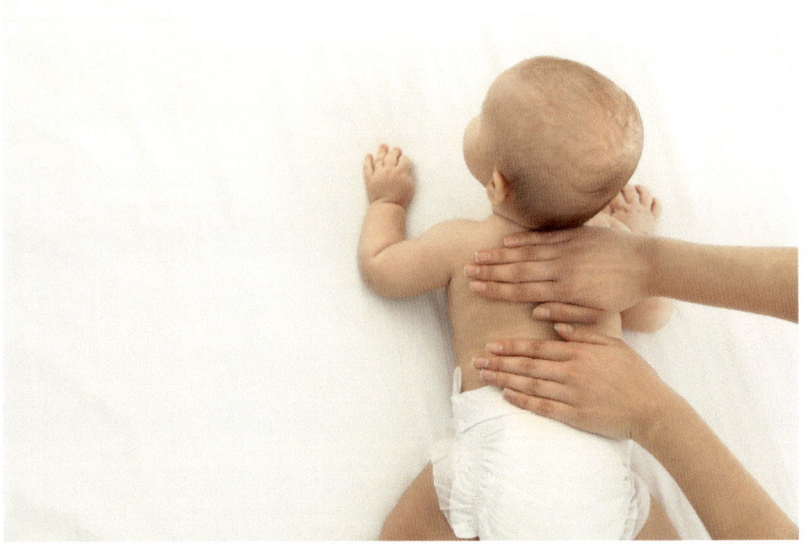

Abbildung 17: Parallel Streichungen (stock.adobe.com, New Africa, 268180395)

4.9.2 Wirbelsäule ausstreichen

Nun legen Sie Ihre rechte Hand erneut an das Gesäß und streichen erst mit der flachen Hand jeweils über eine der beiden Rückenseiten entlang der Wirbelsäule. Führen Sie diesen Griff immer vom Kopf in Richtung des Gesäßes aus. Am Ende des Griffes legen Sie die ganze Hand auf die Wirbelsäule und streichen jene ebenfalls vorsichtig aus.

4.9.3 Energiepunkt Steißbein

Als nächstes aktivieren Sie das Energiezentrum am Steißbein. Dazu sichern Sie das Gesäß und legen einen Finger auf das Steißbein. Es folgen sanfte Kreisungen im Uhrzeigersinn, die nun neue Energien freisetzen.

4.9.4 Zwei-Finger-Massage

Jetzt greifen Sie mit der linken Hand an die Schulterpartie und streichen mit Zeige- und Mittelfinger der rechten Hand entlang der Wirbelsäule aus. Arbeiten Sie eng an der Wirbelsäule, aber niemals direkt darauf und streichen sie je links sowie rechts neben der Wirbelsäule beginnend bei dem 7. Halswirbel über das Kreuzbein bis zum Steißbein aus.

4.10 Die Asanas

Bei den Asanas geht es um Übungen, welche die präventive Babymassage beenden und das Kind sanft sowie zwanglos aus dem Ruhemoment in den Alltag bringen. Sie aktivieren noch einmal die Energiezentren, mobilisieren den Bewegungsapparat und unterstützen die ganzheitliche Entspannung. Dabei wird der Säugling in Rückenlage gebracht, sodass Blickkontakt besteht.

> **Definition:** Asanas sind die Übungen im Yoga, die vorwiegend Ruhepositionen des Körpers vorsehen.

4.10.1 Gestreckte Arme

Greifen Sie beide Arme in Höhe der Handgelenke, umschließen sie jene und bewegen sie von dem Körper nach oben zu dem Kopf sowie zurück. Die Arme des Babys bleiben hierbei gestreckt. Nach der Übung erfolgt ein sanftes Ausstreichen über den Oberkörper, um fließend zur nächsten Technik zu wechseln.

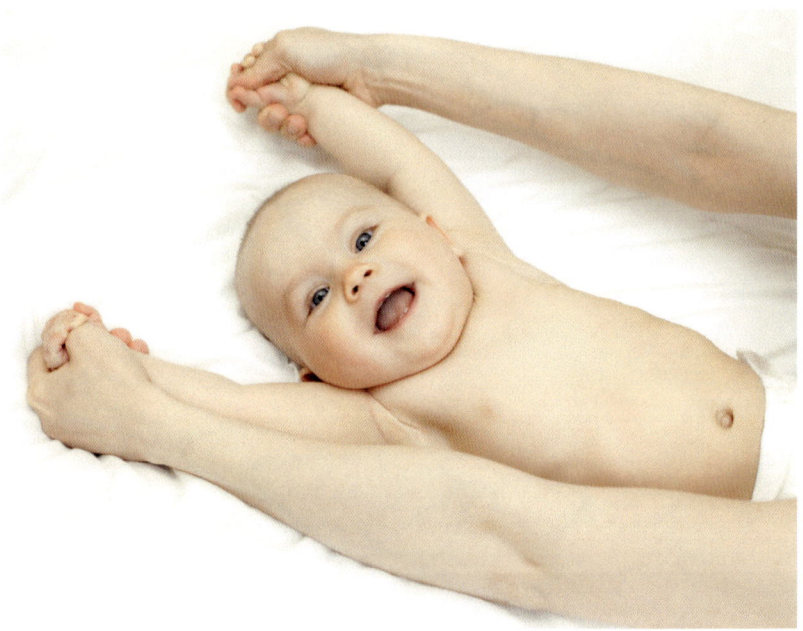

Abbildung 18: Gestreckte Arme (stock.adobe.com, Dmitry Naumov, 13580193)

4.10.2 Gestreckte Beine

Innerhalb der Fließbewegung wandern Sie mit den Händen an die gestreckten Beine des Säuglings.

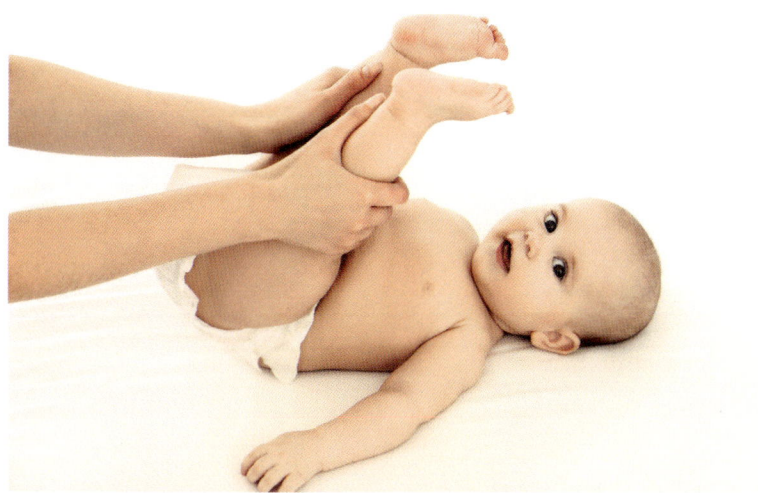

Abbildung 19: Gestreckte Beine (stock.adobe.com, New Africa, 268180390)

Ähnlich wie bei der vorangegangenen Übung greifen Sie die Beine sicher mit beiden Händen und bewegen sie ausgestreckt zu dem Kopf des Kindes sowie zurück. Danach kommt ein weiteres Ausstreichen zum Einsatz.

4.10.3 Gebeugte Beine

Die dritte Bewegung wird mit gebeugten Beinen absolviert. Winkeln Sie die Beinchen des Kindes also kräftig an und führen Sie diese zu der Brust sowie zurück und strecken Sie sie wieder.

4.10.4 Gedehnte Beine

Halten Sie die Beinchen mit der einen Hand in gebeugter Stellung fest, legen Sie dann beide Fußsohlen aneinander und streichen Sie

an beiden Beinen mit Ihrer freien Hand jeweils von dem Oberschenkel bis zu dem Unterschenkel.

4.10.5 Lotusstellung

Die Lotusstellung ähnelt dem Lotussitz. Sie greifen dafür mit jeder
Hand ein Bein des Kindes und kreuzen diese in Höhe des Bauches.
Wenn die Übung ausgeführt wurde, wiederholen Sie das Verfahren,
indem Sie die Beine in umgekehrter Weise kreuzen.

Achten Sie durchgehend auf die sichere Haltung des Babys
und überstrecken oder verrenken Sie die Beinchen auf keinen Fall.
Streichen Sie sanft über den Körper des Säuglings, um die Übung
zu beenden und die nächste einzuleiten.

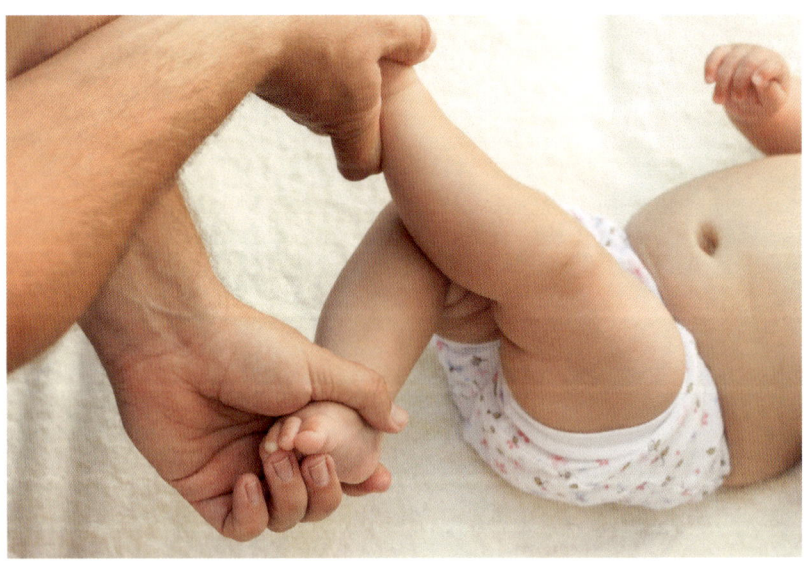

Abbildung 20: Lotusstellung (stock.adobe.com, Victoria M, 71372302)

4.10.6 Arm und Bein diagonal

Bei der diagonalen Massage starten Sie mit dem linken Arm. Halten Sie ihn gut fest und greifen Sie auch das rechte Bein. Führen Sie die beiden Gliedmaßen dann diagonal zusammen, bis sie in Bauchhöhe übereinander liegen und lösen Sie die Bewegung wieder. Es sind etwa drei Wiederholungen vorgesehen. Anschließend streichen Sie abermals aus, bevor Sie dieselbe Übung mit dem rechten Arm und dem linken Bein durchführen.

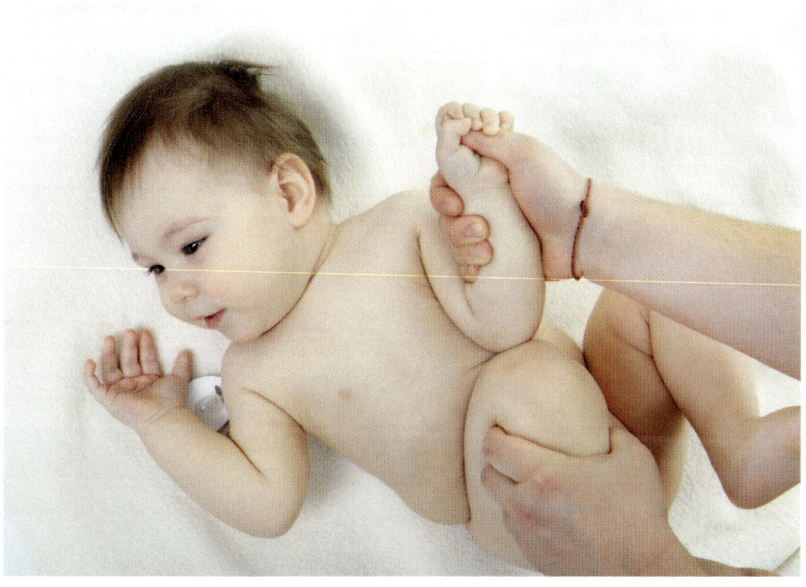

Abbildung 21: Arm und Bein diagonal (stock.adobe.com, Khorzhevska, 59244582)

4.10.7 Hängen

Sowohl diese als auch die darauffolgende Übung das Schaukeln dienen zur Aktivierung der Wirbelsäule. Für beide ist es wichtig, dass Sie mit äußerster Vorsicht vorgehen, das Kind sicher festhalten und eventuelle Ölrückstände an den Händen von den vorherigen Bewegungen gründlich entfernen. Dann greifen Sie mit beiden Händen die Füße des Babys, umschließen die Fußgelenke fest und heben den Säugling ganz behutsam in die Höhe.

Ziel ist es, die gesamte Wirbelsäule zu mobilisieren. Das Absenken nehmen Sie vorsichtig vor. Dabei müssen Sie den Kopf zuerst auf die Unterlage gleiten lassen und dann jeden Wirbel nacheinander wieder absenken, bis das Baby sicher zurück auf dem Rücken liegt.

4.10.8 Schaukeln

Die Schaukel-Bewegung wird quer absolviert. Sie positionieren das Baby demnach quer vor sich und greifen je mit einer Hand beide Händchen sowie beide Füßchen. Heben Sie das Kind dann behutsam hoch und lassen Sie es leicht von links nach rechts schaukeln.

4.11 Abschluss

Der endgültige Abschluss basiert auf Ruhe, Geborgenheit und Zuneigung. Dafür nehmen Sie das Kind fest auf den Arm und legen es an Ihr Herz. Sie dürfen mit ihm sprechen, es sanft wiegen und einen Augenblick der Zweisamkeit sowie innigen Verbundenheit entstehen lassen. Auf diese Weise kann das Neugeborene die Babymassage gebührend abschließen und sich in liebevoller Umgebung zu der Bezugsperson entspannen.

4.12 Das Wichtigste im Überblick

Die Themen, die bei einer Babymassage präsent sind, umfassen zahlreiche Informationen aus drei differenten Kategorien, die Sie hier in der Anleitung und auch im Video erlernen durften.

Wir möchten die einzelnen Abschnitte erneut mit Ihnen überdenken, damit Sie jene in ihrer Gesamtheit vor Augen haben. Zunächst jedoch gilt es, die prägnantesten Leitgedanken noch einmal zu formulieren, weil diese die Anwendung tragen.

- Jede Berührung basiert auf Respekt und dem freien Willen des Kindes
- Sensibilität und Verantwortungsbewusstsein sind die Grundpfeiler der Massage
- Das Konzept richtet sich nach dem Einzelnen, nicht nach der Allgemeinheit
- Es werden nur Produkte mit sehr guter Qualität verwendet
- Ein seriöser Experte agiert niemals direkt am Kind
- Die Grifftechniken werden schonend und fließend vollzogen
- Die Ganzheitlichkeit hat oberste Priorität
- Das Baby wird immer sicher und stabil gelagert
- Der konstante Bezug zu den Eltern ist gegeben
- Jede Massage bietet den Beteiligten einen Mehrwert

Darauf aufbauend erlernten Sie alle Fakten rund um die Massage, aufgegliedert in:

1. Kapitel Richtlinien und Rechtliches

Sie erlernten, dass Sie die präventive Babymassage nur anleiten oder an Ihrem eigenen Kind absolvieren dürfen, welcher der früheste mögliche Zeitpunkt wäre, an welchem eine entsprechende Anwendung stattfinden darf, dass Sie einen Präventionsvertrag mit den Eltern abschließen sollten, nie ohne Berufshaftpflichtversicherung sowie mit dem notwendigen Abstand agieren dürfen und gewisse Begrifflichkeiten nicht im Zusammenhang mit Ihrer Arbeit in diesem Tätigkeitsfeld nennen können.

2. Kapitel Allgemeines

Sie erfuhren am Anfang alles über die Geschichte, Wirkung, Indikation und Gegenanzeichen sowie soziale Aspekte, die mit einer Babymassage verbunden sind.

3. Kapitel die Vorbereitungen

In der Vorbereitung erlernten Sie wichtige Details zum passenden Ambiente, der richtigen Tageszeit und der Lagerung des Neugeborenen. Ferner wurde Ihnen gezeigt, welches Massageöl geeignet ist und auf welche Inhaltsstoffe Sie verzichten müssen.

4. Kapitel die Grifftechniken in der Praxis

Die Anwendung brachte Ihnen die wesentlichen Bestandteile der Anamnese näher, wies Sie auf die Vorkehrungen hin und schilderte die gängigsten Grifftechniken in einem harmonischen Ablauf nach indischem Muster.

Mit diesen drei Hauptabschnitten entstand daher eine Zusammenstellung, die Ihnen die präventive Babymassage nicht nur auf schulischer Ebene erläutert, sondern Sie auch menschlich und emotional in diese einfühlsame Form der Wellnessverfahren begleitet.

4.13 Zusammenfassung

Die Babymassage umfasst viele Techniken, die das ganzheitliche Wohlbefinden des Kindes fördern und die Entwicklung positiv unterstützen.

Wichtig ist aber das Vorgespräch, in welchem Experte und Eltern alle Einzelheiten zu der Anwendung klären. Angefangen bei dem richtigen Umfeld über den Allgemeinzustand des Babys mit eventuellen Vorerkrankungen, dem Gemüt des kleinen Erdenbürgers oder seinen individuellen Bedürfnissen bis zu den Erwartungen und Bedenken der Eltern sollte das Anamnesegespräch sämtliche Kriterien klären.

Natürlich gehören auch die Transparenz von Eltern und anleitendem Masseur über das Neugeborene sowie den Massageablauf zu den Grundlagen der Praktik. Die Bezugspersonen müssen offen sein, um Ratschläge oder konstruktive Kritik zu empfangen und es empfiehlt sich eine Berücksichtigung der vorherrschenden drei Regeln für eine entspannende Babymassage. Wird daraufhin eine kleine Checkliste erstellt, damit die Vorbereitung keinen entscheidenden Punkt außer Acht lässt, kann die Anwendung beginnen.

Die Baby-Massage sollte nicht vom Masseur ausgeführt werden, sondern vom Erziehungsberechtigten und folgt dem Wohl des Kindes, welches deutlich zeigt, was es als angenehm empfindet.

Die Vormassage mit ihren unterschiedlichen Übungen stimmt das Baby dann sanft auf die kommende Anwendung ein, gibt ihm ein Gefühl für die verschiedenen Ebenen und spendet Geborgenheit. Danach gehen die einzelnen Bewegungsabläufe fließend und rhythmisch ineinander über – von den angenehmen Grifftechniken für den Bereich Kopf und Gesicht geht es dann zu der Massage für die Brust, Arme und Hände sowie den Bauch, bis auch Beine und Füße sowie Rücken die behutsamen Übungen wahrnehmen dürfen.

Die Asanas am Ende der Babymassage geben dem Kind noch einmal zusätzliche Energie, mobilisieren den Bewegungsapparat und lassen die Anwendung mit einem innigen Moment von Zuneigung ausklingen. Nach diesem Kapitel sind Sie letztlich mit allem vertraut, was die präventive Babymassage charakterisiert.

Sie können das Konzept mit der Vorbereitung und Praktik zusammenfügen, sodass sich der Kreis der Fachkompetenz schließt. Vielleicht sind dadurch auch Unklarheiten aus den vorangehenden Abschnitten aufgehoben worden oder Sie konnten einige Themenbereiche noch besser nachvollziehen.

Ihre Kompetenzen beziehen sich in jedem Fall auf alle theoretischen und praktischen Aspekte der Babymassage und Sie dürfen Ihre Kenntnisse endlich als Experte anwenden. Ob auf beruflicher oder privater Ebene bleibt Ihnen überlassen, denn die Babymassage kann aus den verschiedensten Motivationen in Anspruch genommen werden.

Eine Richtlinie sollte jedoch über allem stehen: Das Wohlergehen des Kindes! Deswegen sind Druck oder Zwang strikt verboten.

Zum Ende dieses Kapitels dürfen Sie nun die Aufgaben zur Selbstüberprüfung nutzen, um sich auch mit der Praxis einer effektiven Massage für Babys zu beschäftigen und Ihr Wissen zu testen. Auch Fragen oder Verständnisprobleme lassen sich so aus dem Weg räumen. Hiermit wünschen wir Ihnen eine erfolgreiche Bearbeitung!

4.14 Aufgaben zur Selbstüberprüfung

Die dritte Rubrik der Aufgaben zur Selbstprüfung gibt Ihnen zum letzten Mal für diesen Leitfaden die Gelegenheit, sich mit der präventiven Babymassage auseinanderzusetzen.

Bearbeiten Sie die einzelnen Abschnitte sorgfältig, sodass sich vorhandene Fragen klären lassen, die Praxis mit allen Details deutlich wird und Sie Ihre Kompetenzen rund um die Anwendung optimieren.

Wir wünschen Ihnen viel Erfolg!

1. **Eine der Massageregeln lautet, „die Massage wird…"**
    Markieren Sie die Antworten mit r=richtig und f=falsch.

    a) An dem Kind absolviert
    b) Für das Kind absolviert
    c) Mit dem Kind absolviert

2. Welche Vorkehrungen müssen getroffen werden?
    Markieren Sie die Antworten mit r=richtig und f=falsch.
    Hinweis: Es können auch mehrere Aussagen zutreffen!

    a) Meditation
    b) Richtige Atmosphäre schaffen
    c) Vorgespräch führen
    d) Raumtemperatur prüfen
    e) Voruntersuchung abhalten

3. Wer absolviert die Babymassage?
    Markieren Sie die Antworten mit r=richtig und f=falsch.

    a) Ein zertifizierter Therapeut
    b) Die Bezugsperson
    c) Die Hebamme
    d) Es darf jeder Experte eine Anwendung vornehmen

4. Welche Übung gehört zu der Vormassage?
    Markieren Sie die Antworten mit r=richtig und f=falsch.
    Hinweis: Es können auch mehrere Aussagen zutreffen!

    a) Fliegen
    b) Mamas und Papas Körper
    c) Schaukeln
    d) Auf und Nieder
    e) Wiegen

5. Welche Grifftechnik ist für die Brustmassage passend?
   Markieren Sie die Antworten mit r=richtig und f=falsch.

   a) Offenes Buch
   b) Auffalten
   c) Nah und Fern
   d) Lotusstellung

6. Wo liegt die „Zone der Freude"?
   Markieren Sie die Antworten mit r=richtig und f=falsch.

   a) Oberhalb des Handgelenks
   b) Zwischen den Fingern
   c) Am Sprunggelenk

7. Was sind Asanas?
   Markieren Sie die Antworten mit r=richtig und f=falsch.

   a) Ayurveda-Lehren
   b) Ruhestellungen im Yoga
   c) Teilbereiche aus den indischen Riten

8. Was bewirken „Hängen" und „Schaukeln"?
   Markieren Sie die Antworten mit r=richtig und f=falsch.

   a) Verbesserte Durchblutung
   b) Mobilisierung der Wirbelsäule
   c) Lockerung von Blockaden
   d) Gefühl von Geborgenheit

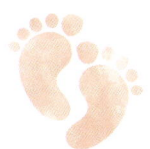

KAPITEL 5

Schlusswort

Herzlichen Glückwunsch!

Sie haben sich nun erfolgreich durch die Anleitung der Babymassage gearbeitet. Die theoretischen sowie praktischen Bausteine sind Ihnen bekannt und Sie sind qualifiziert, Ihre Kompetenzen einzusetzen.

Ihnen stehen durch unsere Schulung verschiedene Optionen frei, die Sie entweder ganz privat nutzen können oder in der Wellnessbranche agieren können, darunter als selbstständiger Fachpraktiker für Baby-Massagen oder auch im Angestelltenverhältnis.

Ebenso wäre eine Kombination der beiden Arbeitsvarianten denkbar, um sich einen Kundenkreis aufzubauen, ohne die sichere Einnahme zu gefährden. Dies gilt auch für eine Verbindung aus der Tätigkeit als nebenberuflicher Massagepraktiker und dem bisherigen Arbeitsverhältnis aus einem anderen Wirkungskreis.

Da Sie inzwischen die fachlichen Anforderungen mit Ihren charakterlichen Stärken bezogen auf die Voraussetzungen für die präventive Babymassage vereinen können, sind Sie bestimmt zu einem verantwortungsbewussten Profi avanciert, der seine Aufgaben als Berufung empfindet, nicht als Beruf. Gerne dürfen Sie Ihr Interesse für wohltuende Massagepraktiken und die Begeisterung für jenes Arbeitsumfeld auch erweitern, indem Sie zusätzliche Qualifikationen in anderen Massagepraktiken erwerben und Ihr Portfolio dementsprechend ausbauen.

Bedenken Sie jedoch, dass die Freude an dem Berufsbild sowie die Seriosität immer im Vordergrund stehen müssen. Ein vertrauenswürdiger Experte überzeugt nicht allein durch theoretische und praktische Kenntnisse. Er zeichnet sich durch Menschlichkeit, Engagement und Individualität aus.

Gemeinsam mit unserer Babymassage-Anleitung nach traditionell-indischem Muster können Sie Ihre neu erworbenen Kenntnisse nun ganz privat nutzen oder auch beruflich einsetzen. Ihnen steht eine vielversprechende Zukunft bevor.

Wir wünschen Ihnen auf diesem Weg alles Gute.

Anhang

6.1 Lösungen der Aufgaben zur Selbstprüfung

Kapitel 2

1. Aus welchem traditionellen System entstand die Babymassage?

    b) Ayurveda (r=richtig)

2. Welche Ziele verfolgt die Massage?

    a) Die gesunde geistige und körperliche Entwicklung (r=richtig)
    d) Die soziale Kompetenz (r=richtig)
    e) Linderung von Verdauungsschwierigkeiten, Schlafstörungen oder allgemeinem Unwohlsein (r=richtig)

3. Welche Zielgruppe der Babys profitiert noch einmal besonders von der Babymassage?

    b) Frühchen (r=richtig)

4. Welchen Mehrwert bietet die Anwendung für die Angehörigen?

   a) Eine stärkere Bindung zu dem Kind, auch für Väter oder Großeltern (r=richtig)

   d) Mehr Qualitätszeit mit dem Baby (r=richtig)

5. Wie unterstützt die Freisetzung von Oxytocin die Babymassage?

   a) Dadurch wird der Milchspendereflex der Mutter stimuliert (r=richtig)

   c) Es wird postnatalen Stimmungsschwankungen vorgebeugt (r=richtig)

   e) Ein positiver Gemütszustand stellt sich ein (r=richtig)

Kapitel 3

1. Welche Massageöle sollten angewandt werden?

   b) Pflanzliches Basisöl (r=richtig)

2. Welche Eigenschaften sollten die Massageöle besitzen?

   a) Hautpflege, Schutz vor Irritationen, Unterstützung rhythmischer Massagegriffe (r=richtig)

   b) Schnell einziehend, feuchtigkeitsspendend, exzellente Rohstoffe (r=richtig)

3. Wie entsteht die richtige Umgebung für eine Babymassage?

   a) Kindgerechte Aufmachung, vertraute Elemente (r=richtig)
   b) Leise Hintergrundmusik (r=richtig)

4. Welche Raumtemperatur muss eingehalten werden?

   b) 24–27 Grad (r=richtig)

5. Wann darf die Babymassage nicht stattfinden?

   a) Direkt vor, während und nach den Mahl- sowie
      Schlafenszeiten (r=richtig)
   b) Während der Spielzeit (r=richtig)
   d) Bei Unwohlsein oder in der Genesungsphase (r=richtig)

Kapitel 4

1. Eine der Massageregeln lautet, „die Massage wird…"

   c) Mit dem Kind absolviert (r=richtig)

2. Welche Vorkehrungen müssen getroffen werden?

   b) Richtige Atmosphäre schaffen (r=richtig)
   c) Vorgespräch führen (r=richtig)
   d) Raumtemperatur prüfen (r=richtig)

3. Wer absolviert die Babymassage?

   b) Die Bezugsperson (r=richtig)

4. Welche Übung gehört zu der Vormassage?

   a) Fliegen (r=richtig)
   b) Mamas und Papas Körper (r=richtig)

5. Welche Grifftechnik ist für die Brustmassage passend?

   a) Offenes Buch (r=richtig)

6. Wo liegt die „Zone der Freude"?

   a) Oberhalb des Handgelenks (r=richtig)

7. Was sind Asanas?

   b) Ruhestellungen im Yoga (r=richtig)

8. Was bewirken „Hängen" und „Schaukeln"?

   b) Aktivierung der Wirbelsäule (r=richtig)

6.2 Literatur- und Quellenverzeichnis

Literaturquellen:

„Sanfte Hände, Die Traditionelle Kunst der indischen Baby-Massage", Frédérick Leboyer, Kösel-Verlag, ISBN: 978-3-466-34411-6

„Baby-Massage nach ayurvedischer Tradition", Kiran Vyas, Danielle Belforti, …, Verlag Südwest, ISBN: 978-3-517-08249-3

Internetquellen:

https://www.swav-berlin.de/spezialmassagen/baby-massage

https://oelerini.com/ringelblumenoel

http://www.spielkurse.de/2009/10/24/babymassageteil-3-auswahl-des-richtigen-ols-und-erste-schritte/

https://mama-baby-vision.de/babymassage-bindungbabymassagekurs/

https://organicsunday.de/was-sind-basisoele/

https://www.familie.de/baby/babymassage-510579.html

6.3 Abbildungsverzeichnis

Coverfoto: Baby, (stock.adobe.com, Dmitry Naumov, 18192625)

Abbildung 0: Baby (stock.adobe.com, New Africa, 268180395)   xii

Abbildung 1: Ayurveda (stock.adobe.com,
Floydine, 70134697)   14

Abbildung 2: Geschichte der Babymassage (stock.adobe.com,
Oksana Kuzmina, 110944004)   15

Abbildung 3: Frühchen (stock.adobe.com, Tobilander,
70729090)   21

Abbildung 4: Innige Bindung Eltern-Kind (stock.adobe.com,
Robert Kneschke, 254361825)   24

Abbildung 5: Massageöle (stock.adobe.com, anoli,
145193878)   34

Abbildung 6: Entspanntes Baby (stock.adobe.com,
Sushytska, 139138527)   43

Abbildung 7: Rückenlage bei Babymassage (stock.adobe.com,
Artranq, 58664745)   47

Abbildung 8: Vorgespräch Mutter/Therapeut
(stock.adobe.com, Monkey Business, 74807487)   57

Abbildung 9: Massage am Modell (stock.adobe.com, Rawpixel. com, 179213729)   61

Abbildung 10: Nähe austauschen (stock.adobe-com, Timonko, 107261704)   63

Abbildung 11: Massage für Kopf und Gesicht (stock.adobe.com, Victoria M, 74738431)   66

Abbildung 12: Ausstreichen der Brust „offenes Buch" (stock.adobe.com, New Africa, 270447931)   68

Abbildung 13: Massage Arm und Hand (stock.adobe.com, Dmitry Naumov, 83781889)   69

Abbildung 14: Bauch ausstreichen (stock.adobe.com, New Africa, 268180388)   71

Abbildung 15: Zehen-Massage (stock.adobe.com, taramara78, 76417198)   73

Abbildung 16: Fußgreifreflex (stock.adobe.com, taramara78, 75542082)   75

Abbildung 17: Parallel Streichungen (stock.adobe.com, New Africa, 268180395)   76

Abbildung 18: Gestreckte Arme (stock.adobe.com, Dmitry Naumov, 13580193)   78

Abbildung 19: Gestreckte Beine (stock.adobe.com,
New Africa, 268180390)   79

Abbildung 20: Lotusstellung (stock.adobe.com, Victoria M,
71372302)   80

Abbildung 21: Arm und Bein diagonal (stock.adobe.com,
Khorzhevska, 59244582)   81

Printed in Poland
by Amazon Fulfillment
Poland Sp. z o.o., Wrocław

80405974R00068